CARE
Good Care ,
Good Living

CARE
Good Care ,
Good Living

CARE
Good Care ,
Good Living

CARE

Good Care ,
Good Living

CARE
Good Care ,
Good Living

care 48

乳癌術後的物理治療

作　　者：葉瑞珠
插　　畫：小瓶仔
責任編輯：劉鈴慧
美術設計：張士勇
校　　對：魏秋綢
法律顧問：董安丹律師、顧慕堯律師
出 版 者：大塊文化出版股份有限公司
台北市10550南京東路四段25號11樓
www.locuspublishing.com
服務專線：0800-006-689
電　　話：(02) 8712-3898　　傳真：(02) 8712-3897
郵撥帳號：18955675　戶名：大塊文化出版股份有限公司
版權所有　翻印必究

總 經 銷：大和書報圖書股份有限公司
地　　址：新北市五股工業區五工五路2號
電　　話：(02) 89902588 (代表號) / 傳真：(02) 22901658
製　　版：瑞豐實業股份有限公司
初版一刷：2017年2月
定　　價：新台幣400元
ISBN：978-986-213-768-0
Printed in Taiwan

乳癌術後的物理治療

作者：葉瑞珠

目錄

序

乳癌術後
請用運動來強化自我照護

賴榮年

中國醫藥大學中醫學院教授
中國醫藥大學附設醫院中西醫結合科主治醫師

　　淋巴水腫治療師，對我而言，是一個新的名詞。在臺灣，我還是第一次知道乳癌術後有這樣一個領域的專業，特別是「非手術性的淋巴水腫治療」；我完全相信這對於乳癌術後的病人復健，是一大福音。

　　關於乳癌的治療，在臨床上我採取中西醫併治，當病人術後需面對化學治療、放射治療，或者荷爾蒙療法等等，我的原則是：西醫對腫瘤的除惡務盡，是對身體的一種「大破」；而中醫學療法適時適當的介入，好比是身體抍復原時，源源不絕的「戰力補給」。

　　不論是中西醫，對乳癌病人在臨床上的照顧得再仔細，病人自己若能在物裡治療師的教導與幫助下，自我要求、鼓勵自己在抗癌路上，別忘了物理治療復健運動對身體恢復的重要性，將能擺脫掉許多生活上

的不方便。

　　葉物理治療師，將她多年累積的臨床經驗，加上國外先進的乳癌復健照護方式，以圖文並茂、好懂、易行的解說呈現，且苦口婆心提醒病友：「規律與適當的運動，可增加罹癌後的存活率。」越是面對麻煩的疾病，遵從醫囑、相信正規醫療外，病人也別忘了人助之外，要自己努力幫助自己。

　　這樣的好書，我極力推薦！

小小的心願

葉瑞珠／自序

　　近來因為醫藥日新月異的進步，乳癌經治療後的
存活率提高許多，更因為近幾年衛生福利部積極推動
國內婦女進行乳癌篩檢，希望能達成「早期發現、早
期治療」的目的，近來的成果經統計顯示：因為篩檢
所發現的早期乳癌個案，占全體乳癌個案的83％，也
因早期發現經治療後5年的存活率，也提高至九成。

　　從事臨床物理治療師與淋巴水腫治療師這些年，
常常在治療或衛教乳癌病人時，聽到他們說：

　　「我從來都不知道手術之後要做復健哩！」

　　「早知道早點來找你們，就不用一直穿前扣的衣
服了！」

　　「我有去做復健耶，手怎麼還是舉不起來？」

　　「怎麼都沒有人告訴我腫起來要來找你們？」

「是不是只有我這樣？妳有見過其他人像我這樣的病人？」

「我只是去給人按摩放鬆一下，怎麼會變成越來越腫？」

「這就是蜂窩性組織炎呀？那該去看哪一科？」

許多許多次類似的問與答，一直讓我覺得一般的民眾，可能對於乳癌手術後的問題並沒有太多深入的了解，更不用說知道物理治療可以如何幫助他們，雖然一直以來，我們持續在醫院裡不停地做衛教，令人沮喪的是，類似這樣的問題並沒有比較減少，甚至有的人選擇聽過就忘了，等到情況再次發生，又慌慌張張、不知如何是好來求助。

所以我開始覺得，如果有一本書，可以隨時提醒病人平時應該注意的事項，可以預先了解、並做好準備，是否可以讓病人在這條辛苦抗癌的道路上，減輕些許可避免的苦楚，就這樣，心裡便從此存下了一個寫書的小小種子。

每家醫院裡所有的治療師都一樣，從早到晚每半個小時就排一個病人，有些時段甚至一小時排上了3-4

個病人。我自認為是個非常神經質的人，在目前醫療糾紛頻傳的今天，只要是我的病人進了治療室，在沒被帶離開治療室之前，即便是已經坐在輪椅上或是躺在病床上，都會令我有著害怕發生類似跌倒之類的病人安全意外的緊張。

　　為了要應付評鑑需要，白板上沒有病人排程的時段則要教學、開會、做學術報告……所有的工作排得滿滿滿，不要說沒時間上廁所，有時連中午吃飯時間都還要邊吃邊開會。能力很難一心多用的我，真的很不喜歡手上在治療病人時，還得不時應付病人與家屬突如其來的干擾。

　　比方治療時，常常會要不斷處理有閒雜人等闖進來，要求幫忙找病人或找治療師、幫輸送同事找病人、幫忙找治療器具、治療排程若出錯或臨時更改，得耐心幫忙協調新排程、低聲下氣接受抱怨等等。但這些都比不上耳邊從早到晚、響個不停地可怕的電話聲讓人頭疼。讓人分不清自己是處在鬧哄哄的市場？還是在醫院的治療室？其實各家醫院不都有提醒民眾在醫院內盡量「保持安靜」嗎？一個較安靜的空間、對接

受治療的病患和工作人員的身心健康真的是比較好的。

　　2016 年春天，基於身心壓力疲憊不堪，我向主管遞出了辭呈，告別了親愛的同事，離開了整整工作 11 年的醫院。無所事事蝸居了　陣了後，我又想起了那小小的心願——寫一本提醒乳癌病人，術後應該注意事項的書，讓病人在抗癌的路上，有著多一點點的幫忙。所以就趁著這段難得的時間，完全可以自己做主的閒暇，把這些年的臨床經驗整理下來，也算是送給自己職場工作暫時告一段落的一個紀念禮物。

　　一直以來，我只會看書卻沒寫過真正的書，唯一看起像本書的作品，應該就是自己多年前所完成的碩士論文。對於自認文采不彰的我，寫作的過程並不是很順利，如何將臨床上簡短口語與實際操作的復健治療，用文字詳盡地表達出來確實有困難度；特別臨床上為了便利性，和同事間的討論，習慣使用專業術語來簡化，而且又不希望書中的語氣與內容，太具學術性而且艱澀難懂，這要感謝大塊出版公司的鈴慧主編不吝給我的建議，讓我盡量從一般讀者的角度，來解讀這本書的內容時，是易讀好懂的。

終於，在天天絞盡腦汁、一修再修，總算完成了多年的小小心願。內容主要分成了：術前的物理治療衛教、術後的物理治療、治療多年後的副作用、病人教會我的事、協助末期病人，五個篇章。希望對於乳癌的病友及家屬們，在照護上可以有些許的幫忙。

特別在淋巴水腫這個章節，希望大家對這個症狀有多些認知，至少對於淋巴水腫治療的方式能因本書得到指引。其中有一章，我將主角化名，寫下幾位陪伴過病人的故事，雖然有些感傷，希望能和大家一起分享她們面對生命的態度與所帶給我的體會。

很感謝曾經工作過 11 年的台南柳營奇美醫院復健科，在我的整個專業養成過程中，提供了非常良好的機會，院內設立了十大癌症功能照護小組，復健科就參與了其中兩組，分別是「淋巴水腫功能小組」，和「尿失禁功能小組」。因此提供觀摩、練習的機會非常充足，相關的病例研究也相當廣泛。

醫院成立之初，便是以癌症照護做為重點，所以復健科也相對地需要業務上的配合。記得剛到復健科上班，除了一般中風、骨科常見的復健病人類型外，

不久便遇上乳癌術後淋巴水腫需要復健的病人。有幸
在建和組長的帶領下，節省不少的摸索過程，也謝謝
我治療過的病友們，透過她們的真心回饋，鼓勵我在
治療方法上不斷成長，但我仍渴求有更精進的方法可
幫助病人。

　　十分幸運的是在 2008 年，以院方公費前往加拿大
Dr. Vodder School International 做為期一個月，學習專業
而且完整的淋巴水腫治療。在北美負責人 Robert Harris
指導下，每天上課完，便是和同學們一起練習準備考
試，經常練習到晚上十點、十一點才回到下榻的旅
館。我和 Hitomi Ueda，一位日本籍的治療師，是全班
兩位非英語系學生，也因比肩共同奮鬥度過這段朝夕
相處的修業期間，進而成為非常要好的朋友，直到現
在我們也常常會一起討論治療淋巴水腫病人的種種相
關問題。

　　取得淋巴水腫治療師證書之後回到醫院復健科，
每天經由治療病人一再地反覆學習與體驗，讓治療技
巧持續進步、熟練外，與復健科裡的每位同事常就病
人的狀況討論，也幫助我在癌症復健這個方塊上更全

方位的學習與歷練，每位同事在工作上，都是曾與我
真心相伴的最佳戰友。

　　這本書的完成，除了是我自己的工作經驗外，更
是眾多病人們與我分享的生命奮鬥歷程，不論她們是
否依舊健在或是已登極樂，每一位曾經治療過的病人
成就了今日的我，皆是我工作上與人生的導師，讓我
在這麼多年後，在癌症照護上有著小小的心得。我的
好朋友也是好同事慧真、鼎祺、紹芝和嘉麟為了我這
本書，還不辭辛苦、全力協助我拍攝書中相關運動的
照片，讓出版社可以仔細描摹重新以插畫方式呈現，
以輕鬆的筆觸讓將來閱讀的人可以少一點現實的壓力。

　　謹將此書獻給我最親愛的父母，自小我就平凡任
性、庸庸碌碌，因為有你們無限的愛與支持，讓我得
以將心底這顆小小的種子，澆灌成長為這一朵花！

第一章

術前的物理治療衛教

為什麼需要術前衛教

　　民國 104 年，衛生福利部統計國人的十大癌症死因，乳癌位於第 4 位。每年罹患乳癌的人超過萬人以上，平均每天都有人被診斷出罹患乳癌，這些數據聽起來實在令人有些心驚膽戰。但幸運的是，近來因為醫藥日新月異的進步，乳癌經治療後的存活率提高許多，更因近幾年衛生福利部積極推動婦女進行乳癌篩檢，希望能達成「早期發現早期治療」的目的。

　　臨床上罹患乳房惡性腫瘤的病人，活了十幾二十年的例子比比皆是，目前台灣與歐美先進國家相同，對於乳癌病人的照護，並不再只是侷限於癌症治療本

身，更擴大考量至病人的日常生活品質等全方位的照護，物理治療也是基於這原因，在癌症照護這區塊上變得越來越重要。

當我還是大四實習生時，臨床老師帶我一起去治療乳癌手術後的病人。當時這類病人大多是直接手術完就出院了，很少有機會照會復健科進行物理治療，若是有醫師一時興起照會，通常是手術後 1-2 天，由物理治療師直接到病房，給予病人簡單的運動治療而已，所以也沒有機會進行物理治療的術前衛教。

可能因為傳統上的觀念，認為手術完應該盡量躺著休息不要亂動；一般來說，病人幾乎會傾向整天躺在病床上休息，很少起身下床活動。所以當時乳癌術後住院天數都會比較久，病人也因為害怕引起手術後傷口再次裂開和疼痛，不太敢開始進行復健運動。

當時病人住院期間的運動項目很簡單，不外乎就是手臂盡量往上抬高、手肘彎曲伸直、握拳這三項。出院前，會給病人一張爬牆運動的衛教單張，僅此而已。治療師並不會帶著病人親自演練一遍，給的出院

後自我照護內容也不多。

　　我唯一記得的內容，便是要常抬高手臂，和禁止在手術側的手臂上量血壓與打針這兩項。但是為什麼要這麼做的原因，對當時年輕學識不豐的我也不甚清楚，身為學生只單純覺得按照臨床老師交代的步驟，一項項去完成就是了，等病人順利出院後，我也就沒事了。

　　整體說來，當時物理治療對於乳癌的病人，不管在術前或是術後，其實介入的並不多，因為乳癌治療後所引起的副作用，而需要轉介至復健科的病人也是少之又少，似乎病人的恢復必須只能靠自己，其餘的事，例如手臂舉不高，水腫……等等，只能選擇與之和平共處，似乎只要病人還有命呼吸，什麼事都可以、也應該要忍耐。

臨床路徑

　　柳營奇美醫院的第一任院長，是血液腫瘤科專科醫師——曹朝榮，在曹院長的規劃與完整的醫療團隊合作下，醫院裡很早便有針對乳癌病人照護所設計的

臨床路徑（clinical path）。

　　臨床路徑可以視作是一種「照護藍圖」，由醫師、護理人員及其他專業醫療人員一同參與，針對某一個特別的疾病診斷或手術所規劃的處置；例如乳癌、頭頸癌等。將被照護的目標患者，透過關鍵性的醫療與護理項目，導入最適當的照護活動，並且按照住院天數與病程發展加以表格化，再依個別順序與內容去執行；例如住院第一天該進行什麼檢查？該會診什麼科？或是應該做什麼治療？住院第二天、第三天又該是如何如何……

　　這種照護計畫大部分病人可以接受，較一致性，而且透過所負責的護理人員每日進行追蹤，避免有遺漏未做到的部分。目的是為了改善醫療照護品質、增加照護的一致性、控制成本、減少住院天數。

　　在柳營奇美醫院，病人一旦確診為乳癌並排定開刀的期程後，乳房外科醫師通常會按著臨床路徑，讓病人直接到復健科門診報到，或是在住院後立即會診復健科，再由負責的物理治療師進行衛教。

　　一般所知物理治療是利用聲、如超音波；光、如

低能量雷射；水、如水療桶；冷、如冰敷包；熱、如
短波；電、如向量干擾波；力、如腰椎牽引機等等物
理因子，來治療病人的問題，這些儀器效果在增加局
部血液循環、促進組織癒合、減輕疼痛、降低肌肉緊
張痙攣，增加組織延展；還有徒手治療如關節鬆動術、
筋膜鬆弛術、按摩、被動關節運動等。但其實以物理
治療來說，有很大的一部分，是配合治療對象的狀況，
來設計合適的運動。請相信每個合格的物理治療師，
都有能力依自己的經驗與專業，來發展屬於自己的衛
教及運動方式。

　　臨床上，常有病人或家屬會問：「為什麼手術前需
要衛教？」

　　透過術前衛教，病人可以大略了解手術的方式、
風險，手術後可能發生的後遺症、如何照護等等，讓
病人與家屬可以預做心理建設，面對手術才不會因未
知而茫然不知所措。

　　根據研究，手術前在心理與身體上若有良好的事前準備，可以促進病人術後的體能恢復、讓病人與醫護人員的溝通較為良好、減少病人心理壓力與合併症的產生、縮短留院天數，並有助於病人日後的自我照護及居家護理。

　　當病人在被確定診斷為乳癌的當下，情緒多半是陷入恐慌、緊張、生氣、焦慮，有人甚至萬念俱灰，少數病人即使能坦然面對自己的病情，在面對即將來臨的手術，不論是全乳摘除或是部分乳房摘除手術，仍不免心中也有著些許的忐忑不安。各個科別因應各種手術或診斷所做的術前衛教都不太相同，物理治療的術前衛教，著重在讓病患手術前，在身體尚未有任何功能不便與不舒適感之前，了解手術之後可能會產生哪些暫時性的肢體功能缺失與不便，以及如何安全地開始進行簡單的復健運動，以期能快速地恢復身體的體況。

術前衛教這麼做

　　進行時可用衛教單張、或視覺輔助器材如投影片、

影片，或以口頭說明或實地操作。衛教地點可以選擇在病床邊或是治療室，但最好是具有隱私且不受打擾、安靜且令人安心的空間。多年的臨床經驗讓我明白，身體實作過後的記憶對病人才是真正的記憶。花 15- 20分鐘，以和緩冷靜的語調，帶領病人每個動作正確地重複 5- 10下，讓病人用身體去記憶比起只用口頭交代會好得多。

有些病人也許會表現出冷淡、不合作，或是顯得不耐煩，甚至狐疑的態度，此時醫療人員的態度也就相當重要。因為臨床醫療人員的態度好壞，可能會使病人心情加重焦慮，或是趨於平穩。耐心與冷靜的物理治療師，才能和面對的病人做出良好的溝通，降低病人的緊張，並對治療師開始產生信任感。

回想我開始初介入乳癌術前衛教領域時，面對著病人臉上明明白白寫著：「妳這是要來做什麼？」的不耐煩態度，常讓我有拿熱臉去貼冷屁股的感覺，心裡也會不由自主地忐忑起來，也因此常會影響我的心情導致衛教得不夠周延。所以治療師要進行術前衛教之前，一定得要先仔細規劃一遍才行，包括該使用何種

媒介來幫忙說明衛教內容、哪些事一定該跟病人說明
清楚，以及衛教的流程與掌控的時間。這樣一來，便
可以確定不會遺漏任何一項衛教，才不會自亂陣腳，
以致於病人聽得一頭霧水，感覺什麼幫助也沒收穫到。

術前衛教的時間點

雖然說只要在進手術室之前，都可以進行衛教，
但我個人覺得，進行物理治療術前衛教的最好時間是
手術的前一天。這樣才有充足的時間讓病人做心情上
的準備與動作上的練習。

人類的記憶實在不太可靠，距離手術時間太久的
衛教，容易使人模糊忘記，其實只是徒勞；臨近手術
前所進行的衛教，不但會增加病人與治療師雙方心理
的壓力，而且物理治療師在與時間賽跑下，所做的衛
教，常因時間緊迫而顯得不夠完整。

試想當你是病人，已經穿戴好手術衣、手術帽，
正等待著輸送人員送進去手術室時，卻突然有一位陌
生人匆匆忙忙地跑來，站在病床邊說：「您好，我是復
健科物理治療師 XXX，現在我要來做術前衛教……」

如果我是病人的話，除了無心聆聽細節外，更可能覺得莫名其妙。對治療師而言，時間即是壓力，面對著隨時都有人會來把病人推走，分秒必爭的情況下，並不容易和病人產生良好的溝通與完整的衛教，這種情形下，常會讓人產生治療師不夠專業、虛應了事的誤解。

物理治療師的前置作業

我習慣在做乳癌術前衛教時，先查看病歷，確實了解病人的診斷，到底是左邊、右邊或雙側乳房有惡性腫瘤；以及即將進行的手術方式，是「改良性乳房切除術」，俗稱的「全乳摘除術」；或「乳房保留術」，俗稱為「部分乳房切除術」；是否將施行「前哨淋巴結切片」，或是「腋下淋巴結廓清術」等；是否有會診整形外科，一併進行乳房重建手術。

不單如此，病人病史也有參考的必要，是否已經患有中風或五十肩等足以影響患側肢體活動的疾病。拜科技進步之賜，目前各大醫院幾乎皆已施行病歷電子化，透過院內電腦，醫療團隊可得知的資訊不但及

時也非常詳盡。

　　當治療師第一次見到病人時，如果能對病人明確表示出自己已經知道是哪側乳房需要進行手術，十之八九會贏得病人立即的信任。反之，如果是以：「請問要開哪邊？」做為開場，病人對治療師的信任感可能就會減低。這麼多年工作下來，我很容易去意會當下是否已經和病人開始建立起互信的關係，當病人願意信任治療師後，治療師所交代的話和事，也就容易被認真看待、徹底執行。這樣也就完成了物理治療師最初步的工作──成功地與病人建立良好的關係。

手術後可以馬上做的運動

　　在我們醫院，按臨床路徑，病人若是有接受過術前衛教，術後便會自動進入乳癌術後物理治療排程，直到離院為止。也就是說自術後第一天起，便會有物理治療師前去指導病人運動。

　　基於如此，我的衛教項目，只需考量病人在手術後第一天，可能會遇到的情形，如上下病床、咳痰、和一些簡單的床邊運動。

如何上下病床

　　所有的醫療臨床人員都了解一件事：

　　儘早讓病人下床活動，會減少其他因為臥床時間過久所引起的併發症，如肺炎、姿勢性低血壓。

　　乳癌手術後病人雖不至於需要長期臥床，但如果可以早點離開病床，對術後傷口恢復與心理狀態是很有幫助的，所以醫生和護理師也會因此一直催促病人早點下床活動。

　　有些病人會害怕傷口裂開、疼痛，而不敢起身，有些病人則是倚賴家屬攙扶才敢起坐，但不管如何，一般人大多會採用「直接仰躺起身」法，這個動作對健康的人是不會有任何影響，但對剛剛動完乳房切除手術後的病人而言，這樣的動作多多少少都會牽扯到傷口、並引發疼痛，而此時物理治療師的角色，便是得正確地教導病人，如何將疼痛減到最低，安全、且盡可能自己獨立的上下床。

翻身坐起步驟

　　翻身坐起，是每位物理治療師深植在心的重大概念，但如何讓病人正確的完成翻身坐起，就是治療師

的本份工作。我會將這個動作拆解成三個步驟：1、床上翻身成側躺；2、側躺後坐起；3、坐起後站立。

1、床上翻身成側躺

床上翻身成側躺，重點是要「往好側翻身」！對正常人來說，將身體翻成側躺真的沒什麼大不了，但對剛手術完的病人確實有困難。我們會建議病人：

(1) 將雙腳屈起，手術側的手臂要夾住身側，同側的手掌也緊緊的壓住手術傷口，這個夾緊按壓的動作可以減少因身體翻動造成傷口的牽扯。

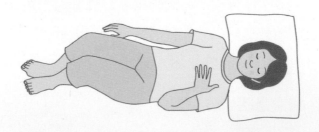

(2) 雙膝往健側旋轉，將身體翻到健側，呈完全
　　側躺姿勢，千萬不能只翻一半。

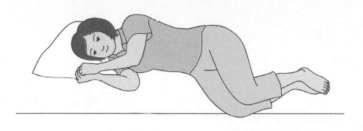

♥ 術後病人可能因手臂不好施力而夾不住，造
　　成夾手臂翻身有困難，可將枕頭放在病人手
　　術側的腋下，請病人用力夾緊再進行翻身。

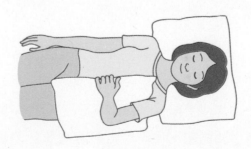

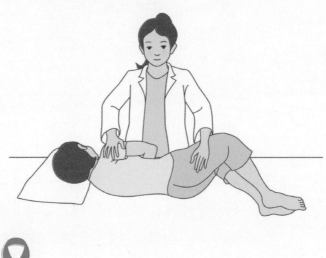

　　如果病人沒有接受過術前衛教，請先一手放
　　在病人手術側的肩部，一手放在同側的骨盆
　　處，協助病人翻身。

　　術前衛教時，務必提醒病人側躺之後，要維持在
側躺姿勢一陣子，確定沒有頭暈及噁心感，才能繼續
下一個動作。手術後退麻醉藥劑、或病人身體狀況都
可能會引起頭暈、噁心，如果貿然起身，多半是直接
會吐出來。

2、側躺後坐起

(1) 病人雙腳垂下床緣，手術側的手臂要緊緊夾
　　住身側，使用健側的手，就是壓在身體下邊
　　的那隻手，將身體撐離床面。

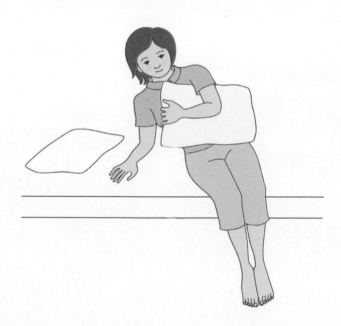

(2) 身體坐正。

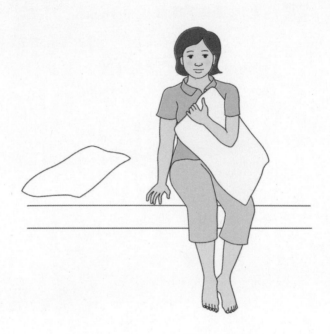

♥ 如果是手術後病人第一次起身有困難，請一
手穿過病人頸窩處，將手臂環繞過病人的背
側，並將手掌放置在病人的上背側，讓病人
的脖子可以靠在手肘處，另一手則放在手術
側的骨盆處，給予指引協助。

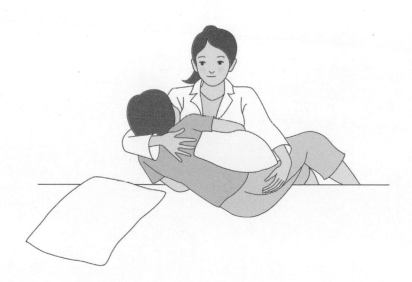

3、坐起後站立

病人從床上坐起後，常會雙眼緊閉，但這樣會讓暈眩感加劇，所以需提醒病人維持同樣坐姿、並睜開雙眼，確定無任何頭暈不舒適感，再將雙腳平放至地面，身體前彎，重心移往前站起。

(1) 雙腳平放在地。

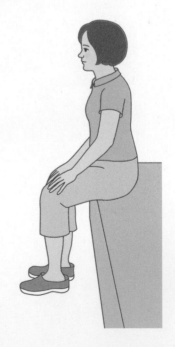

（2）上半身前傾。

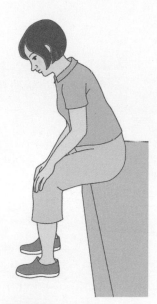

（3）重心移往雙腳，
　　　屁股抬離床面。

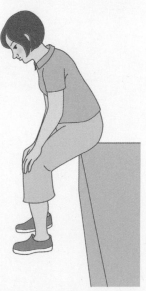

(4) 站立後，囑咐病人需維持同樣站姿一陣子，
等確定沒頭暈現象後，再試著開始步行。

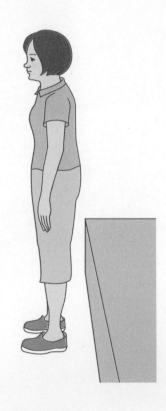

咳痰

　　一般而言，乳癌手術並不會影響咳嗽功能，但多少都會有痰液的堆積，反倒是病人常常因為怕引起傷口疼痛，而不敢用力咳嗽，若是痰液無法排乾淨，可能會導致其他呼吸道的併發症。衛教病人時，我們採取傷口加壓法來幫助咳嗽。

(1) 病人坐著，單手或是雙手放置在傷口的位置，往身體內施力壓緊，深吸氣後用力咳出，這方法可以減少因胸腔震動而造成的疼痛感。

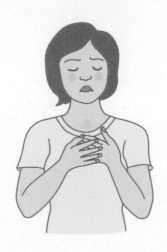

(2) 如果病人害怕碰觸傷口，也可以讓病人在胸
前緊緊抱住枕頭來幫忙咳痰。

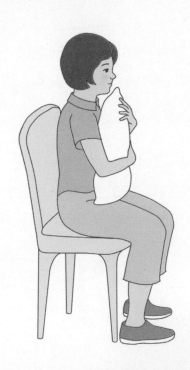

(3) 吸氣後，用力咳出痰來。

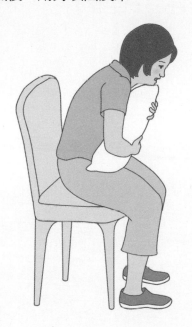

　　喉嚨乾燥也是不易咳痰的原因，不要忘記提醒病人，在意識清醒離開恢復室回到病房後，要多喝點溫開水。

簡單的床上運動

　　在醫院，依照臨床路徑，通常在手術後隔天，便會有物理治療師開始進行手術後的復健運動。因此我們只需要在術前衛教時，指導病人起身下床前，幾個好記又簡單的床邊運動就可以。

　　衛教病人手術後每個動作，可以 10 次為一回，不用貪多，全部做完一回後，精神體力許可下，便可以再繼續做下一回。如果手痠或體力不行，直接休息即可。

腹式呼吸

就是「深呼吸」；腹式呼吸可以使肺部更加擴張，增加血中含氧量，促進新陳代謝，降低焦慮感並幫忙放鬆。建議病人剛剛從麻醉中清醒，便可以開始進行。

(1) 病人平躺在治療床，雙手放在肚子上。

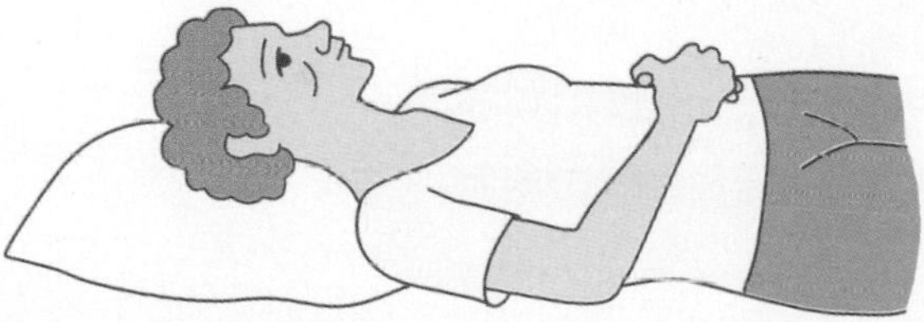

(2) 將嘴巴噘成吹口哨樣，緩緩把氣往外吐盡，要感覺到腹部往內縮，且縮到不能再縮。

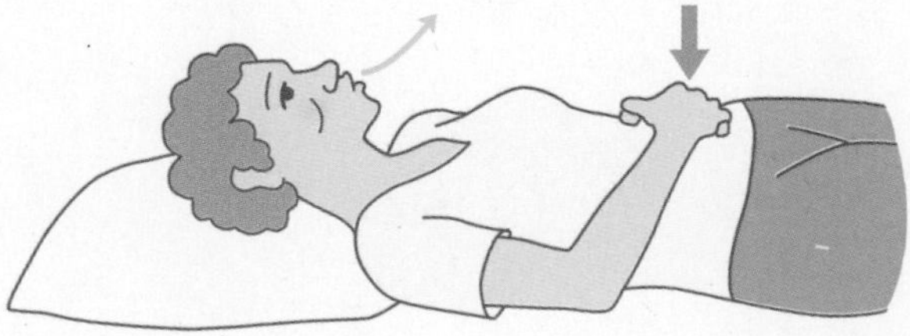

(3) 鼻子吸氣，肚子慢慢充氣後將手頂高，接著
　　做胸部的擴張。

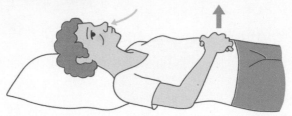

骨盆旋轉

這動作可以幫忙放鬆軀幹的肌肉，並且可以漸進
地讓傷口附近的軟組織開始延展。

(1) 病人平躺，雙手微張放鬆地平放在床上，雙
　　膝蓋彎曲，雙腳掌平放床上，雙腳輕輕地左
　　右搖幾下。

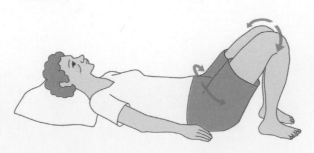

② 上半身維持平躺不動，下半身緩緩地往健側
　　邊旋轉。

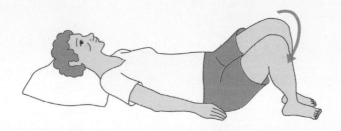

手術後會有傷口與引流管，病人做這個運動時，
角度要自行控制，只要覺得緊緊的，就是最大的角度。

上臂上舉

這是一個肩關節的活動，需要健側手帶著患側手一起做。

(1) 病人手心對手心雙手交握。

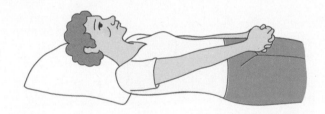

(2) 手肘打直後，慢慢雙手往頭頂的方向舉高。

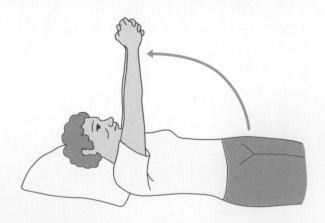

(3) 手臂內側盡量靠近雙耳側，手肘維持伸直，手臂高舉過頭。

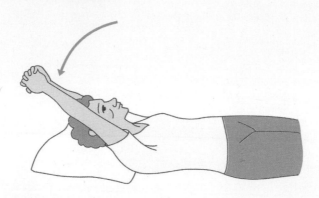

　　大部分的人在雙手舉高時，常不自覺手肘就會彎曲，手臂看起來像似舉高了，但實際上肩關節活動的角度是不足夠的。

　　一定要告訴病人，在術後進行這個動作時，只要覺得緊緊的就是最大的角度；來日方長，不需要勉強忍痛去做，只要循序漸進，每天都會有進步。

握拳

是患側手的「幫浦運動」，可以幫助末端的血液與淋巴循環。

(1) 五指用力握拳，握時稍微用力一些。

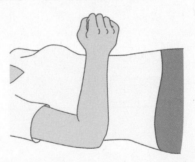

(2) 手指放開時，盡量用力往外伸展，速度不要太快。

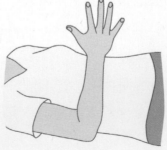

散步

當以上四個簡單的床邊運動做完後，請病人用衛教過的方法正確起身，若情況允許儘早下床走路，最好走出病房去散散步，呼吸新鮮空氣，有助於精神與身體的恢復。

最重要兩件事：記得如何起床，去散步

在結束術前衛教時，我習慣會告訴病人：「剛剛衛教的事情，如果沒有完全記住，也沒關係，最重要的是記得如何起床，記得去散步這兩件事就可以了；手術後隔天，我們馬上就會有治療師去看妳，也會再教一次運動，所以不必太擔心。」

通常病人在面對手術時，心理所產生的緊張感會隨著時間點的接近逐漸的升高，隨便一點小事都有可能增加他們的壓力，我希望這幾句話可以讓病人稍稍緩和心理的負擔。

事實上在我們醫院裡，有經過完整術前衛教的病人，幾乎很難會忘記衛教的內容，手術若是順利，通

常在術後的隔天，治療師再次見到病人時，大多數人已經都將衛教的運動做過一輪，並可以下床走動了。

　　若是醫院裡沒有安排物理治療的術前衛教，病人也可以在手術之前，自己到復健科掛號，並在門診時對復健科醫師表明有術前衛教的需求，相信一樣也可以獲得幫助的。

第二章

術後的物理治療

為什麼要快點開始做運動

　　剛動完手術，不是應該多休息嗎？

　　馬上做運動，不擔心傷口縫線會繃開嗎？

　　事實上，越早開始活動對病人的身體恢復越好，而且現在的外科手術技巧一直在進步，多年的臨床經驗與跨領域教學告訴我們：

　　大部分乳癌病人在手術後的隔天，若無特殊原因，開始進行物理治療，真的是沒問題的。

　　第一次的治療，我多年的習慣，是直接先到病房去看病人，因為有些病人可能沒有接受過術前衛教，

或是情況暫時不適合下床，或是病人本身接受物理治療的意願不高，與其要麻煩院內輸送的同事多跑一趟，還不如治療師親自前去看看狀況比較好。

恢復病人肩膀功能

乳癌的病人在手術後，首先因為乳房組織和腋下淋巴結的摘除，或多或少都會影響肩關節的活動度，導致病人可能有手舉不高的情形，進行術後物理治療第一個效用便是恢復病人肩膀的功能，讓病人可以快一點自己進行穿衣、洗澡、晾衣服……等日常活動，不必倚靠他人幫忙，而且能避免肩膀因為不動，所導致的組織沾黏的情況。

手術後所產生的疤痕組織有可能也會影響肩膀的活動，也可能會是日後引起淋巴水腫的原因之一，所以對疤痕長得太緊的病人，物理治療也會幫忙處理，讓疤痕盡量的變軟變平整。淋巴水腫有可能會是乳癌術後最大的噩夢之一，我們希望透過種種物理治療計畫與衛教事項，可以有效降低日後水腫的機會與情況。

第一次的物理治療，首先需要進行評估，特別是病人肩關節各個面向的關節活動度，以及患側手臂圍的大小，這兩項是乳癌手術後評估的重要事項。因手術所引起的關節活動度受限會影響日常生活的功能；留下患側手臂圍的紀錄是為了日後發現病人是否產生淋巴水腫的現象。

　　對於沒有接受過衛教的病人，第一次治療通常是按照術前衛教，仔細地帶病人從床邊運動到起身咳嗽完全地做一遍，而每個運動讓病人做 10 次一回合，如果病人精神體力恢復不錯，至少帶兩個回合，情況允許時一定要求病人起身下床，至少要走出病房門口，再以安全的方式帶病人躺回病床上。

　　對於已經接受過衛教的病人，第一件要做的事情還是要把衛教過的運動再重新溫習一次，至少帶著病人做完 10 次一回，在確定病人可以完全做好後，視情況可再加上其他的運動。

　　接下來的運動，同樣是屬於床邊運動。需要注意

的是當病人坐起來時，先將病床搖到最低，讓病人坐
到床緣，或讓病人移坐到陪伴床；雙腳平放在地，身
體挺胸伸直，雙肩放鬆，兩眼直視前方。病人抬頭挺
胸坐正後，所做的動作才會正確，若是彎腰駝背，隨
後所做的運動都會讓肩關節產生活動不足的現象。

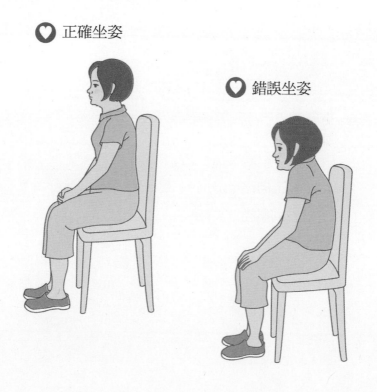

♥ 正確坐姿

♥ 錯誤坐姿

聳肩

(1) 雙手臂自然垂在身側。

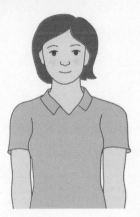

(2) 雙側的肩膀往天花
　　板方向盡量提高，
　　提到不能再高後，
　　輕輕將肩膀放下。

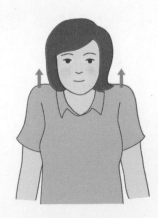

(3) 注意運動方向，如果病人肩膀總是往前抬起，可以握住病人的上手臂給予指引。

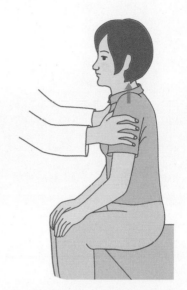

(4) 帶幾次動作後，治療師的手掌，掌心向下放在病人肩膀上方，然後要求病人將肩膀抬起，至碰觸到治療師的手掌。

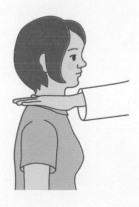 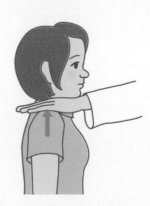

肩部轉圈

　　將雙手放在病人兩上臂的外側，輕緩把病人的肩膀帶往前、往上、往後，5 次之後回到起始位置，反方向也一樣做 5 次，10 次算一回。

　　(1) 帶往前。

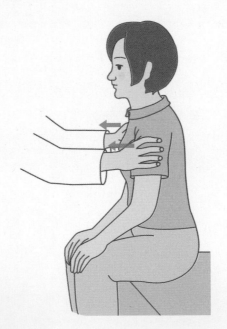

(2) 往上帶。

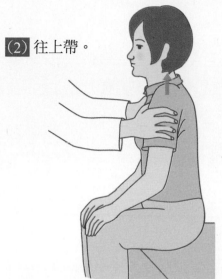

(3) 帶往後。

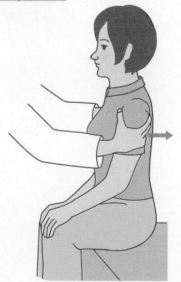

雙臂上舉

(1) 手心對手心雙手交握，肌力不足時，使用健
側手帶著患側手做。

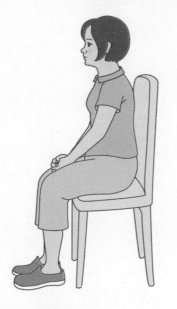

(2) 雙手肘打直。

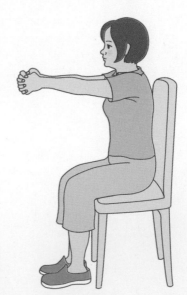

⑶ 雙手一起往天花板向上舉起，做動作時如果
　覺得傷口或腋下有緊緊的感覺便停住，然後
　回到起始位置。

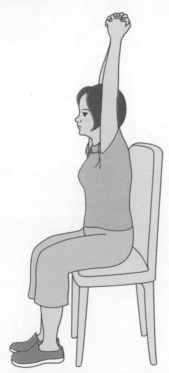

肩關節外展

①　將手肘彎曲成 90 度放在身側。

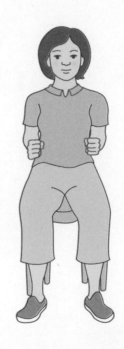

(2) 手肘盡量往外往上平舉後，回到原來位置。建議讓雙側手臂一起做，這樣可以避免病人的軀幹往另一邊偏移。如果覺得腋下有緊繃感，停住然後回到起始位置。

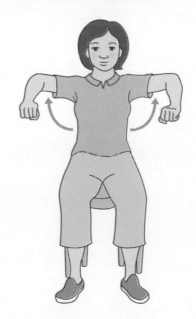

肩關節外轉

(1) 手肘彎曲成 90 度放在身旁，上手臂稍微施力
　　夾住身側。

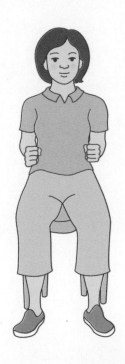

⑵ 以手肘為軸心，前臂往外旋開，像門開一樣；
　　這個動作可以讓病人雙側一起做。

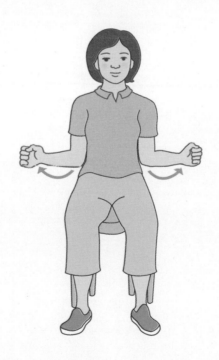

雙臂後揹

(1) 採坐姿，如稍息般將手臂揹放到臀後，健側
手牽住患側手。

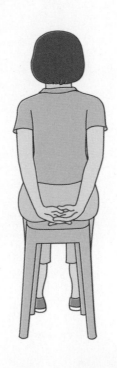

(2) 沿著脊椎往頭部方向上移，如果有不舒服的感覺，便停住然後回到起始位置。

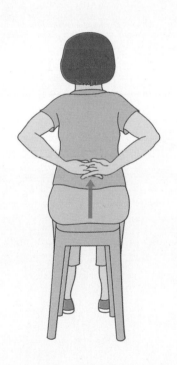

肩胛骨內收

　　雙手交握在臀後，吸氣時擴胸，肋骨上提，兩肩胛骨用力往脊椎方向相互靠近。胸椎往前伸展，吐氣恢復原來位置。如果會覺得胸部傷口有緊繃疼痛感，只需先做吸氣擴胸即可。

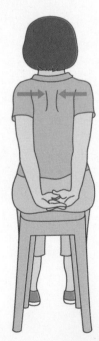

這些坐在床緣的運動，需特別注意病人的姿勢是否呈現「頸椎前傾」和「圓背」，如果有，請先矯正至正確起始姿勢：臀部和膝蓋成 90 度，抬頭挺胸如軍人般的坐姿。

　　建議配合呼吸一起做運動，一方面可以將運動的速度放慢，一方面病人可以自我察覺在什麼角度時，會覺得不舒服，藉以控制動作幅度的大小。

　　一般而言，我會建議病人每趟做運動做個 1-2 回，不需要一次貪多，但可以常常做，例如每 1-2 個小時就做，不用限定早、中、晚，其餘的時間應該多走出病房去散步，不要經常臥床。

物理治療室裡的治療項目

　　術後的第二天起，若無特殊狀況，我會請院內的
輸送同事，幫我把病人帶到物理治療室來進行治療。
病人身上或許裝有靜脈自控式止痛 IVPCA、連續性的
靜脈注射、引流管，甚至尿管，但只要過程小心謹慎，
病人移位是不成問題。

檢查傷口附近

　　通常我們在幫忙病人躺上治療床後，會先觀察傷
口附近的組織是否有腫脹，並用手在傷口附近輕輕觸
摸是否有緊繃感？如果有，便輕壓在組織上給予按摩
放鬆，順便將積聚在傷口附近的血液和淋巴液，引流
到同側的鎖骨凹窩和對側胸部，促進消腫。然後再輕
握住病人的手臂，和緩地帶領病人做出肩關節前屈、

外展、內收、水平外展、水平內收、外轉、內轉等動作；最後會留一些時間，將之前所教的簡單運動，從頭到尾再複習一回，每回 10 次。

　　病人如果不覺得費力和不舒服，我們可以考慮在第三天的治療項目裡加上爬牆運動；但如果坐起來單手平舉至 90 度對病人而言還是很費力時，便會暫緩爬牆運動的給予。

　　在治療室多年，常會聽到有些病人談起當初她們手術後一開始，是多麼忍痛地在做爬牆運動，感覺上像是「不經一番寒徹骨，焉得梅花撲鼻香」的境界，其實專業的物理治療是可以循序漸進帶領病人開始進行復健運動，尤其特喜歡進行無痛（pain-free）的運動，因為疼痛常會造成附近肌肉緊張和其他軟組織僵硬，反而會無法正常且正確的做出動作。

　　病人在術後如果有乖乖聽話，按部就班地練習所教過的運動，一般而言，在第三天通常可以開始進行爬牆運動。爬牆運動分成兩個方向，且又分成簡單版與進階版。一般我會建議病人在術後第一個月只需要做簡單版的爬牆運動，之後再進行進階版的爬牆運動。

簡單版的爬牆運動

爬牆運動，很常運用在有肩膀問題的病人身上，例如五十肩。因為進行爬牆的時候，牆壁可以分攤手臂的重量，減少肩膀的受力情況，提供病人進行一個較省力的關節主動運動，所以也很常態的使用在乳癌手術後的病人身上。

手臂向前上舉

(1) 面牆站好，雙眼平視軀幹挺直，先把患側手肘伸直手臂平舉至90度，手掌微碰到牆壁即可，如果碰不到牆壁，移動腳步到適當位置。

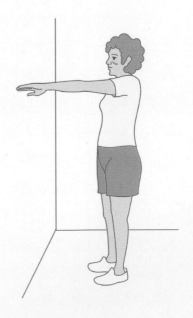

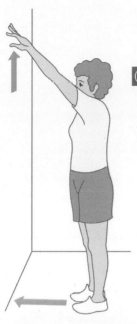

(2) 用指尖沿著牆慢慢往上爬；
若軀幹傾斜、無法保持與牆
面平行，雙腳往前一步。

(3) 最終位置，病人的臉與
雙腳尖幾乎貼近牆面，
手臂伸直上舉平貼在牆
上。若覺得在某個高度
病人胸口或腋下有出現
疼痛緊繃感，將手臂放
回90度，放回過程中，
病人的雙腳也需要一起
移動回起始站立點。

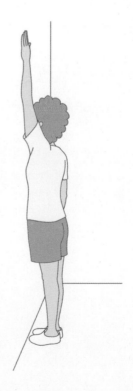

手臂外展上舉

（1）與牆面垂直成 90 度的位置，患側手肘伸直、
　　手臂外展至 90 度，手掌微碰到牆面。

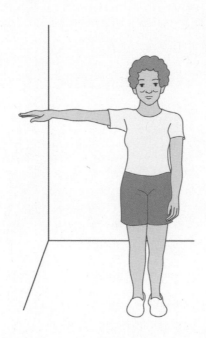

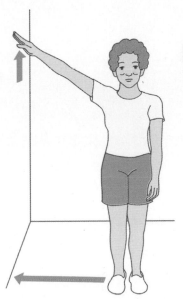

(2) 軀幹挺直，雙眼平視，如果碰不到牆壁，移動腳步到適當位置，慢慢用指尖沿著牆壁往上爬。

(3) 最終位置是病人軀幹與雙腳盡量靠近牆面，手臂向上伸直貼在牆上。

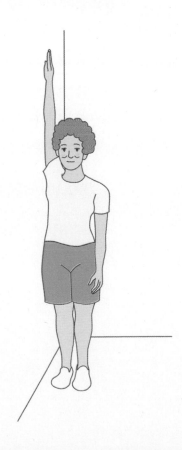

在術後第一周，會要求病人進行爬牆運動時，不要在極限點處做停留，就是不要讓組織過度的伸展；在傷口附近的引流管拿掉之後，便可以開始在極限點處停留，以便讓組織延展。

當病人胸口或腋下，覺得有緊繃感的高度，停留 5 秒、甚至 10 秒，再回復起始位置。同樣以 10 次一回合，若精神體力允許就做兩回合，進行爬牆運動的過程中，若覺得手痠無力，就立刻停止休息。

進階版的爬牆運動

利用病人本身的體重，來增加組織的延展性，建議在手術一個月傷口癒合較好後再進行。

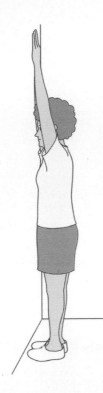

第一個動作

(1) 面牆，雙手臂伸直上舉，臉和雙
　　手臂貼在牆上。

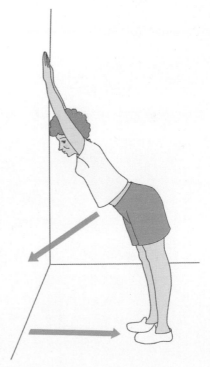

(2) 雙手不離牆面，
　　雙腳向後退一
　　步，身體盡量
　　壓向牆面。

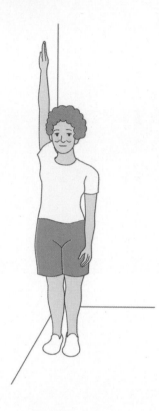

第二個動作

(1) 手臂與身體整個側貼
　　在牆上。

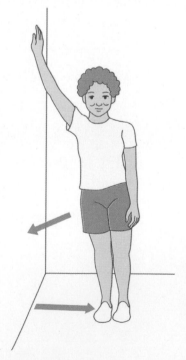

(2) 往外移動一步，手
　　掌仍貼住牆面，將
　　身體側偏壓向牆面。

出院後日常生活的注意事項

　　手術後第 3 天，如果沒有意外的話，病人應該會開始準備出院。我們醫院的習慣，是讓病人帶著傷口引流管一起回家，過幾天才回醫院拔掉。引流管是為了將傷口裡的汙血、組織液等髒東西排乾淨，避免傷口引起感染。在拔掉引流管之前，請病人務必動作要小心，運動節奏一定要緩慢，以免不小心就使引流管掉出來。在出院前通常治療師應該要把握時間完成幾件事情：

- 預防水腫衛教。
- 居家運動。
- 自我疤痕按摩。
- 挑選內衣建議。
- 提醒病人務必配合醫生計畫完成治療，定期回診。

預防水腫

乳癌的病人經過手術移除乳房組織與淋巴結後，對於局部的淋巴回流的功能便產生了干擾，如果加上後續的放射線治療，使得照射過的組織纖維化，久而久之，日後便容易產生淋巴水腫的現象。經過乳癌治療的病人，就是屬於手臂淋巴水腫的高危險群，終其一生其實都有發生的可能性。

有些人在術後 1-2 年內就腫起來，臨床上我也曾見過一位已經治療結束 30 年後才發生水腫的婆婆，所以淋巴水腫的風險並不會因為時間過得越久，風險變得越低。在「預防勝於治療」的觀念下，我們希望如果可以盡量排除產生水腫的因子，便能降低水腫產生的機會，若是不小心引起淋巴水腫，也能控制情況不至於腫到一發不可收拾。預防的注意事項包括：

保養皮膚

在傷口癒合之後，每天洗完澡記得擦上中性清爽型乳液，保持皮膚的保濕度與健康性。冬天或是氣候

乾燥時，就需要經常性塗抹。

保護皮膚

保護皮膚，是要避免患側邊的手臂受到傷害。

居家做家事、園藝時，盡量穿戴手套

避免手指皮膚因接觸化學藥劑而產生龜裂，或不小心遭修剪工具劃傷。

外出踏青時請穿著長袖衣物

以免被蚊蟲咬到，抓成傷口。

患側手臂要避開的醫療行為

就醫時要記得提醒醫療人員，請勿在患側手臂施以注射、抽血、輸血、或量血壓等行為。

小心剪指甲

指甲不要剪得太深、太短，盡量別修剪表皮；小心使用剃刀，避免皮膚產生刮痕與刺激疼痛反應。

如果皮膚不小心受到割傷、刺傷、蚊蟲咬傷，請立即使用清水將患處沖洗乾淨，再塗上含有抗生素的藥膏，並觀察是否有引起發炎反應；如果產生紅腫、發癢、發熱、起疹子、疼痛，或是類似感冒發燒的症狀，請立即就醫。

避免提重物及突然過度施力

手術後的 1-2 週，不要提任何重的物品；每個人的手臂耐受度不一，建議可提的重量從 5 磅 -10 磅（1 磅 =0.45 公斤），但前提須循序漸進。

善用家事器具

譬如拖地拖把改用省力方法擰乾；晾衣服之前請務必將水脫乾；可以的話，盡量使用健側的手提東西或背東西；盡量不要抱小孩；持續打字與書寫的時間不要過久，每小時至少休息 10 分鐘，休息時多做肩膀與手臂的運動。整理家務不要趕著一次做完；進行工

作或家務時，如果覺得手臂有痠痛下墜感，應立即停止手邊工作，馬上休息。

穿著寬鬆衣物

剛手術完的一個月內，或是肩膀活動角度尚未恢復前，為方便穿脫，建議穿前扣式的衣服；如有需要接受放射線治療的病人，在皮膚完全恢復之前，請勿穿著胸罩內衣，避免造成皮膚再次損傷，盡量選擇無鋼圈、寬肩帶、脅邊高的胸罩內衣。

患側手盡量不要穿帶飾品

患側手如果已經習慣戴戒指、手環等，請務必天天檢查是否還能夠脫掉。

避免高溫環境

避免浸泡溫泉、三溫暖、蒸氣室、泡熱水澡，特別是手術側的手臂。

定期自我檢查

病人每周至少一次，將上身衣物完全除去檢查：

- 兩隻手臂靠在一起，由手指處逐一往上檢查是否有變大的現象，是否有出現袖子口的勒痕。
- 站在鏡子前面，將兩隻手臂向外平舉，檢查腋下與胸廓外側部分。
- 將手臂自然放在身側，檢查鎖骨下方的胸廓前側部分。

如果發現有腫脹現象，且3天以後仍未消腫改善，請立刻尋求專業淋巴水腫治療師進行治療。

居家運動的方式

回家以後，病人可以按照住院期間所教的簡單運動及爬牆運動持續做，但運動的量與次數可以隨著病人體能的恢復而慢慢增加。

一般而言，病人若能依此每天多次進行運動，一個月內大多關節角度都可恢復至正常，若一個月後仍有角度受限的問題，則需要趕快至復健科進行治療。

若病人之後因化學治療有裝置人工血管 Port-A
（通常會裝在手術的對側），前 3 天不要有大幅度的動
作，傷口癒合之後便可以進行一般運動，但對裝有人
工血管的同側肩膀來說，肩關節 360 度旋轉、大力碰
撞、過度施力的動作還是要避免才好。

　　人工血管的裝置一般是很牢靠的，多年在臨床工
作，我只親眼見過一位病人，讓人工血管的基座翻出
來，這位病人因為不良於行需要乘坐輪椅，但又體貼
看護太過勞累，常自行偷偷推輪椅跑出病房，就因施
力不當，才導致人工血管的基座掉出來，嚇得看護和
病房的護理師們花容失色。

　　也見過病人手術後半年，才發現裝置人工血管的
那一側手舉不太起來，這是因為病人害怕人工血管掉
出來，一直不敢做運動所導致的。有的人甚至兩側肩
關節的活動度都受限制，這是因為兩側手臂都沒有確
實的做運動的緣故。

　　若是因為居家運動沒有做好，導致關節活動度受

限，嚴重者甚至會產生關節攣縮，病人除了生活上的不方便外，也常會有不明疼痛產生，有時甚至連背部都會疼痛到無法翻身躺下，爾後在進行物理治療時，需要施行關節鬆動術和徒手拉筋術，病人常會因為治療過程艱辛而痛到會掉淚。

　　當病人肩關節的角度恢復至正常後，建議可以參與瑜伽、太極拳、土風舞、國標舞、有氧運動等等，大多數的運動都可以參加不需要設限，但要小心每次運動完後，手臂是否有揮之不去的腫脹、沉重感。

　　若是有持續的腫脹感出現而且遲遲不消失，應該馬上與物理治療師討論，是否運動中有哪些動作是較不適合練習或需要暫停的？

　　甩手功是癌症病人詢問度很高的運動，臨床上曾有幾位病人練習甩手功，因為多位名人專家親身說法的緣故，更讓她們深信不疑，但結果並不如預期，每

個練習甩手功一陣子的病人，幾乎都有淋巴水腫的問題，所以我個人對於乳癌術後練習甩手功，是不建議的；這樣的建議或許很偏頗沒有科學上的根據意義，但為了乳癌病人好，我還是有義務需要提醒病人。

　　對於與慣用手與同側乳房手術後的病人來說，球類運動如桌球、網球、乒乓球、高爾夫球等，再次投入前需先加強肌力訓練，並且在從事球類運動時必須要穿戴適當的彈性衣以及彈性繃帶，若需適當的輔具可以諮詢專業的淋巴水腫治療師。

　　運動後如果有任何不舒服的情況，包括下墜感、痠痛，甚至腫脹，則要停止這項運動，並立刻尋求專業物理治療師對運動的建議。若是沒有運動習慣的病人，建議至少每天可以快走 30 分鐘，在加上進階版爬牆運動即可。

每天到復健科報到
≠盡到自己做復健運動的責任

　　關於運動，病人還有一種誤解：只要每天都有到
復健科報到＝有盡到自己做復健運動的責任。曾經有
一位病人，在手術後半年來到治療室，不但手臂舉不
高，連自己翻身起床都很痛苦。我見她這樣便問：「手
術後你有自己做運動嗎？」她振振有詞地說：「我每天
都有去我家附近的診所做復健哩！」其實這位病人搞
錯了方向！

　　運動是自己的事，別人無法取代，每天只花十幾
分鐘給人拉拉手，其餘時間都是處於自己不運動的狀
態，要復原也是不可能的。

　　另一個常見關於運動的問題是：「做化療時，身體
那麼虛弱可以去運動嗎？」

　　我的建議是：「按照身體真實的狀況來決定。」

　　每個病人對於化療藥劑的反應都不太相同，有些人確實會覺得全身無力、噁心嘔吐，有些人則是沒什麼影響；有的人在第一週就會開始不舒服；有的人第二週才有症狀。

　　化療期間持續運動的好處不少，不但可以提高病人對化療藥劑的承受力，還會增進食欲，使病人心情開朗，並減少癌症的復發率。至於體力非常虛弱的病人，就不要勉強，請安心在家休息。

　　化療期間，我都會建議病人至少要每天去散步，最好是快走，走到有點流汗才可以。又因為病人在這段時間抵抗力較差，一旦流汗應該立刻擦乾或是將汗濕的衣服立刻換掉，避免吹風引起感冒。

疤痕按摩

　　一般人對於疤痕總是很介意，特別是女人，即使有衣服遮蓋的地方，也不希望留疤。除了手術縫合的技巧要好，手術後醫師或是護理師會建議病人，在拆線後可以使用美容膠布，垂直貼在傷口上，將傷口兩側靠攏，降低疤痕形成的程度，讓日後疤痕只會呈現細細的一條紅線橫在胸口上，就像是不小心被紅筆畫到一樣。

　　這樣的疤痕的確看起來漂亮，但大部分在物理治療師的眼中，卻又不一定是個好的疤痕。至少在我的看法裡——

　　好的疤痕除了外觀美外，應該是要和其他正常部分的皮膚摸起來一樣柔軟，平整沒有凸起，而最重要的是，疤痕附近表皮的滑動度要和其他部分一樣，各個方向都能被自由滑動。這樣的疤痕會讓皮膚的延展

性正常化，減少肩膀活動受限的情形，也才能讓皮膚底下的淋巴系統不受干擾，能較正常的運作，減少淋巴水腫的機會。

臨床上將傷口癒合分成三階段，分別為：發炎期（inflammatory phase）、增生期（proliferation phase）、成熟期（maturation phase），這三個階段彼此會相互重疊而且會互相影響。

發炎期

大約開始於在傷口形成後 0-3 天，身體的免疫反應會開始清除傷口附近的細菌叢，並建立適合細胞增生的環境，傷口可能會有紅、腫、熱、痛，有分泌物產生。

增生期

大約在傷口形成的 3-12 天便會開始，纖維母細胞開始作用，產生膠原蛋白使組織增生，上皮細胞也會進行分裂用以覆蓋傷口，傷口會開始填滿、變小，在這個階段疤痕就會開始形成。

新生成的疤痕可能呈現紅色、外觀尚未有凸起或凹陷，常會覺得癢、且不小心就會破皮缺損。

成熟期

又稱為「重塑期」，這個階段相當長，持續的時間可能花上數月至數年不等，膠原蛋白不斷地被合成也不斷地被分解，並重新排列，1-2 個月後的疤痕，可能會開始增厚、變硬，甚至凸起，也許伴隨著癢，或是痛，可能也會使肢體的活動受限，屬於不成熟的疤痕。

過程順利的話，6 個月後開始疤痕增厚的部分和增生的微血管，都會開始萎縮，疤痕也會開始變柔軟、平滑，顏色也開始慢慢轉淡，稱為成熟的疤痕。

成熟疤痕的形成，有時會歷經數月至數年不等，在我們醫院裡，等病人傷口進入增生期，大概在術後一星期左右、傷口拆線後，便可以進行疤痕處理。疤痕按摩在傷口癒合的過程中，加速幫忙破壞不成熟的膠原蛋白，並促進膠原蛋白的重新排列，使疤痕成長得更平整、柔軟。關於疤痕處理除了會由物理治療師進行外，也會教導病人自行在家中如何按摩傷口，雙

管齊下，加強效果。

　　疤痕按摩在傷口癒合的過程中，幫忙破壞不成熟的膠原蛋白，並促進膠原蛋白的重新排列，使疤痕長得平整、柔軟。疤痕按摩時，切記不能在皮膚表面摩擦，因為極可能會造成破皮，所以不適合在過程中使用乳液、嬰兒油之類的潤滑產品；但可以在按摩結束後使用乳液來保養皮膚。

　　有經驗的物理治療師會示範正確的按摩方式與正確的壓力。我常用的方式有：

沿傷口附近畫圓 Circles

大拇指在傷口附近往外畫圓，把疤痕往外拉開。

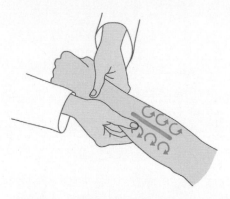

在傷口上做垂直按摩 Criss-cross

食指與中指併攏，直接按壓在傷口上，以垂直傷口的方向，做拉與推的按摩。

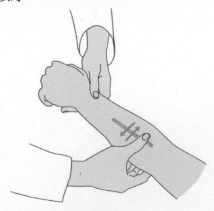

將傷口拉起滾動 Rolling

用拇指、食指與中指將傷口輕輕往上拉起，上、下、左、右各方向晃動。

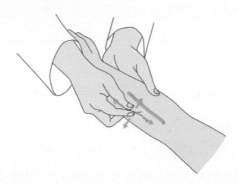

挑選內衣

一般而言，病人在出院後一個月後，大多會慢慢的回到原有的生活模式，有些甚至會開始上班；對於乳房完全摘除，又不考慮乳房重建的病人來說，穿衣是件困擾的事。我們常見到因為找不到合適內衣而不願意外出社交的病人，或是外出時常以大外套裹身，彎腰駝背，深怕旁人立馬就看出自己是乳癌的病人。其實病人選擇合適的內衣，不但穿衣服顯得好看，也不至於在公眾場合因內衣位置移動而覺得尷尬不已。

　　在台灣，對於乳癌術後病人可以提供的內衣選擇並不多，特別在南部，可以建議病人的廠家就兩家，一是華歌爾，二是一位慈濟林師姐成立的虹坊公司。其實在國外專門製做這樣特別內衣的廠家不少，有些甚至還有製作泳衣，如 Amoena、Anita、Coobie、Jodee……等等。這些特製且適合乳癌術後病人穿著的內衣，讓病人在穿衣上不再只有寬大疏鬆的選擇，可以挑選適合自己身形與曲線的衣服，讓自己看起來有朝氣又美麗。自我的自信度一旦提升，彎腰駝背的不良姿勢也會隨之獲得很大的改善。

　　價格較貴，是很多病人不願購買特製胸罩的原因之一，有的則是因為是義乳重量太重，因此有些人會用絲襪棉墊塞在罩杯裡輔助，但缺點是往往隨著手臂上舉時，內衣也會隨著往上滑動。有人自行在醫療器材店或上網購買義乳，搭配原來的內衣一起使用，卻因為內衣的不合用，往往只要病人一彎腰，義乳就會跑出罩杯，常需要隨時整理，很不方便。

　　建議病人選擇針對乳癌術後病人所特製的內衣，或許有些人會說：「我又不常出門，在家也不穿，幹嘛

要買？」事實上，希望病人多多出門，不要都一直待在家裡，正是使用特製內衣的重點。即使是家庭主婦也會有自己的交友圈，總有家族婚喪喜慶的場合需要出席，讓自己神采奕奕、漂漂亮亮，親朋好友看了也會開心。

對於只有部分乳房切除的病人來說，舊有的內衣還是可以使用，但建議選擇脅邊高、肩帶寬、且盡量無鋼圈的內衣比較舒適，內衣選擇不太受到限制。只有罩杯太過空洞，是這類病人比較煩心的事，可以請教熟識的內衣專櫃小姐如何使用各種襯墊來幫忙。

染髮、燙髮

很多人或家屬都會因為罹癌這件事，讓自己遠離美的事物，常會說：「活著就好，幹嘛要做那些有害人體健康的事。」

病人們大多害怕化學治療後會掉頭髮，好不容易盼到化療結束後頭髮長出來，想讓自己美麗如昔，卻又擔心危害健康。如果真心覺得這樣就好也罷，但愛美是人的天性，特別是女人，看著鏡子裡滿頭灰白髮，

永遠都是單調的髮型，我想大部分的人都會開始覺得
悲從中來、憂鬱不已，想出門也壞了興致。

　　我自己的母親也常說：「女人要的沒有什麼，不外
是讓自己漂漂亮亮，順眼過日子而已。」個人以為，只
要選擇安全的藥劑、不過分染燙，應該還是可以。把
自己外表打理得光鮮美麗，病人自己的心情也會趨向
正向，回到正常社交的意願也較高，對自我的生活品
質能有所提升，這些都是有助於癌症控制的因子。

敞開心門與大家一起

　　乳癌術後病人很常把自己關在家裡，除了門診治
療以外，哪裡也不想去；一部分是體力虛弱的原因，
大多是因為個人沒有意願。怕來自旁人對於自己身體
異樣的眼光、怕來自別人無知的恥笑、也怕來自親友
的關心太沉重。對於罹癌這件事，可以憂鬱、生氣、
害怕、哭泣，也可以讓自己一個人孤孤單單，但請不
要讓這個時間拖得太久。

　　我常常會勸病人：「寧願妳放聲大哭幾場，也不要
把情緒一直在內心壓抑著，哭完後要再振作起來，為

了自己、也為了身邊的人，日子還很長遠。試著走出家門，和熟悉的親友一起參加活動，避免一個人胡思亂想。」若是心裡有負擔，不妨參加病友團體，藉由一群相同經歷的人，彼此心靈上可以相互幫忙，對於自我照顧的心得交流，共同達到療癒的效果。

　　曾經有病人說：「我先生不喜歡我去參加病友團體，他說都是一群生病的人在一起無病呻吟，有什麼好？」

　　其實不然，我一直覺得只有病人才能了解病人，特別是乳房切除後的女人，所面對生理與心理的苦，有時連照護的醫療人員都難以理解，遑論是一般健康人，當然是很難想像的。在我們治療室裡，來來去去眾多的乳癌病人都彼此熟識，也非常熱情，她們常常在一般日子相約唱歌、聚會，互相分享生活心得，有些比較害羞內向的病人們，也因為受到其他開朗的病友所感染，變得樂觀許多。

　　如果還是不行，可試著尋求身心科醫師幫忙。曾有病人說：「一直以來，我都很少去了解鄰居家發生過什麼事，罹癌後，才發現在我住的那條街上有好幾戶

人家裡都有癌症病人，原來我不是唯一生病的人。」真
的不要想太多，走出來，會發現自己其實不孤單。

化放療時，可以做物理治療嗎

出院後，對於術後有肩膀活動度和疤痕太緊需要
後續物理治療處理的病人來說，在化學治療與放射線
治療時，是否可以繼續做治療是心中的一個疑問。化
療期間一般做物理治療是沒問題的，但病人體力若是
真的非常虛弱，那就需要多休息，不必勉強，等體力
恢復後再繼續就可以。放射線治療雖然不太會影響乳
癌病人的體力，但是皮膚破損的情況，的確是治療師
考慮會不會繼續治療的因素。以我工作早期所接到的
大多屬於癌症較後期的病人，所照射的放射線劑量會
比較大，次數也比較多，所以破皮的狀況會嚴重許多，
有時候的確會在放射線治療的後期會視情況請病人休
息幾次，等皮膚狀況比較恢復了再繼續物理治療。現
在比較少見到在放射線治療中就產生皮膚破皮的情形，
有的話大部分也在結束後才發生，但無論如何，破皮
的情況都比從前好太多了，所以對於有經驗的治療師

也就不構成問題。需要注意的事情倒是，要小心做放射線治療時在病人身上所做的藍色標記，千萬在進行物理治療時，不要一時沒注意就擦掉了標記，這會為放射腫瘤科的同仁們帶來不必要的困擾。

乳房重建後的物理治療

「少了一邊乳房我很痛苦，我很想重建，可是別人都說要是復發了，還不是一樣要拿掉，為什麼要討皮痛？」

乳房對於女性是第二性徵的表現，失去了乳房很多時候也打擊了身為女人的認知、生活的自信。要不要重建這個問題，對於乳癌切除手術後的病人，心裡是很躊躇的，很希望能回復術前的美麗，卻又擔心復發的問題。其實這件事都可以事先提出來和醫師一起討論，詢問何時重建比較理想？何種方式進行重建較適合自己？

曾有很多病人問我：「治療師，妳覺得我應該要重建嗎？」

每次我都是這樣回答：「不是我覺得應不應該，而

是妳自己覺得如何？妳若覺得需要重建，那就需要；
若覺得不需要，那就是不需要。還是要和醫生討論後
才能知道了。」

　　乳房重建若不是在切除乳房後馬上做的話，病人
通常會等日後傷口癒合和所有治療一併做完後，才會
考慮重建，有時重建會和切除手術相距很多年，而這
兩類的病人我都曾遇過。

　　病人如果在乳房完全摘除手術之後立刻進行重建
手術，住院期間我會採取比較保守的方式進行物理治
療計畫。大部分常見的是採自體皮瓣移植來進行重建
手術，也就是利用自己身上的組織來重建乳房，醫師
會依照病人的情況，來選擇哪裡的皮瓣比較合適？腹
部皮瓣移植是最常見的，但取後背部皮瓣的例子，我
也曾見過。

　　一般取腹部皮瓣的病人最大的困難度，就是第一
次的起身下床。何時可以讓病人下床？這件事一定要

詢問過醫師才行，只有負責的醫師才能知道皮瓣是否移植成功，所以一定要與整形外科醫師取得共識，絕對不能貿然就讓病人下床，一個小小治療師絕對擔不起讓皮瓣移植失敗的責任。

在幫病人穿上束腹帶以後，一樣使用翻身側躺、側躺坐起的方式起身，經驗裡，病人表達的多是：「痛、非常痛、非常、非常痛！」所以過程中治療師一定要隨時注意病人對痛的耐受度，給予病人最大的協助幫忙。

只要第一次可以成功的起身，之後病人對下床也就不再那麼害怕了，其餘的運動相對起來也容易許多。相較起來，取後背部皮瓣的病人，我在臨床發現日後手臂舉不起來的問題會比較嚴重，所以需要加強上肢伸展的運動。

　　至於使用義乳植入或組織擴張器，來進行重建的
病人，雖然術後進行物理治療的風險比較低，但還是
要詢問過醫師的意見才行。特別是重建過後的乳房，
無論是自體的皮瓣還是植入物，都需要儘早按摩，才
會恢復想像中的柔軟。使用植入物的乳房在剛重建好
時，摸起來像嫩豆腐一樣柔軟，胸部的形狀也不固定，
在這時期醫師通常會建議病人盡量 24 小時穿著內衣來
塑形。與自體皮瓣移植不同，建議這類病人可以等胸
部形狀比較固定後，再開始進行按摩。

第三章

治療多年後的副作用

淋巴水腫

　　以目前台灣醫藥先進的水準，大部分的乳癌病人在完成一連串的積極性治療，大多可以將癌細胞控制得很好，並且回復原來的生活模式，沒有任何問題。但在正常生活繼續的同時，還是有些人會有機會發生一些後遺症，物理治療室裡最常見到的便是淋巴水腫（lymphedema）和腋網症候群（AWS- axillary web syndrome）。

　　第一次遇見淋巴水腫的病人，是我在高雄醫學大學附設中和紀念醫院當實習生的時候。有天一早，學姊叫住我說：「學妹，等一下有兩個乳癌術後水腫的住院病人會下來哦！」

　　「知道了，學姊。需要特別注意些什麼事嗎？」

　　「醫師的處方，只會開循環機 20 分鐘，不會有別

的。但這兩個病人腫很久了，除了腫也沒有其他像是手舉不起來等需要物理治療的問題。」

我疑惑的問：「腫起來後，都不會消了嗎？」

學姊側著頭想了想後回答說：「看起來好像是這樣，因為病人每次來都是這麼腫，好像從來也沒看它消腫過。醫師有曾經讓病人服用利尿劑，但也沒看見出效果來。不過還好，病人的乳癌控制得還不錯，醫生也說，那就這樣學著和腫脹的手臂一起生活吧！」

在當時，我甚至還不曉得，這樣因手術後產生的水腫有一個專有名詞——淋巴水腫，也沒有想過經過多年工作之後，現在的我竟然也成了一位專業的淋巴水腫治療師。

而今，當有病人哀怨的問我：

「妳看過有人像我手臂這樣嗎？」

「腫得這麼誇張，怎麼跟它和平共處？」

「一樣乳癌手術，別人都不會為什麼我就會？」

治療室來來去去的病人，只要是淋巴水腫，幾乎都會問這類問題。我只能誠懇的說出老實話：

「跟妳一樣的淋巴水腫病人，真的常見！」

「別太擔心，妳真的不是唯一的一個！」

乳癌手術後多少會有淋巴水腫的風險

對病人來說，淋巴水腫只是來得早還是晚，腫得嚴重不嚴重的差別而已。

乳癌治療後的病人，除了癌症復發問題外，最大的擔心應該是水腫了。有些人腫得輕微，外觀不甚明顯，只有按壓手臂時會出現凹陷的情形；有些嚴重的腫脹，一隻手腫成兩倍大之外，表皮甚至會開始變得粗糙，最嚴重的應該屬於看起來像大象的表皮一樣厚實、龜裂，有些甚至可能會在指縫間，流出透明的液體。

臨床上常發現，病人與家屬大多對於淋巴水腫不甚了解或是一知半解，以至於常常會有些錯誤的處理方法，例如推拿、泡熱水、或是運動不得法等，反而讓腫脹的情形更加地惡化。

而醫師與護理人員等相關人員，雖然知道手術後

病人可能會產生淋巴水腫的情況，但並不是每一位醫療人員都有辦法立即明確地建議病人，尋求正確的治療。以至於肢體腫了很久、變大、變粗糙這類的病人也很常出現在治療室中。

什麼是淋巴水腫

簡單來說，只要存在組織間的體液，因流入與流出不平衡，導致堆積在皮下組織並形成腫脹，一律都稱為水腫。但是形成水腫的原因有很多，例如肝硬化、心臟衰竭、腎臟病、藥物副作用等等，這些都會導致身體產生水腫，而大部分這些水腫病人，不是因為淋巴系統有問題所導致，而是因為人體其他因素所造成。

原因可能是病人身上的血漿蛋白質減少、高靜脈壓、或高微血管壓、或腎臟鹽分和水分過度堆積、或微血管通透度增加等等；重點是這些病人身上的淋巴系統功能，應該是完好沒有問題的。可是即便人體淋巴系統的功能正常，可以暫時提高效能，帶走額外多餘的水分，但如果身體一直不停製造過多的水，超出

淋巴系統所允許的負荷量時，帶不走的水留在原地，病人就會出現水腫，只是這一類水腫並不等於淋巴水腫。

淋巴水腫與其他類型的水腫不同，最主要是病人身上的淋巴系統功能，一定有問題才發生的水腫，可能原因有受到破壞或阻塞，導致系統的功能不完全，以至於帶不走的水分積聚在皮下，形成所謂的「淋巴水腫」。

若將淋巴系統想像成馬路上的下水道，當下水道塞住或是破掉了，大雨來時狀況會如何？下水道無法將雨水成功帶走，當然就是只能積在原處，讓水道附近的土壤先充滿了水，等到土壤達到水飽和後，漸漸漫淹起來，形成了水災。

而水溝中水無法流動，久而久之就容易形成汙泥淤積，同樣的道理，淋巴水腫形成久了，也會伴隨蛋白質堆積在皮下，而這樣會讓腫脹的肢體開始變硬。

和一般水腫的體液相比，淋巴水腫的體液富含蛋白質，所以也又稱為「高蛋白水腫」。淋巴水腫通常除了外觀上讓人無法承受，大多數時並不會引起疼痛感，也不會造成日常活動的不方便，所以患者在不知道如何有效的消腫時，還是會很認命的繼續工作、做家事，也常導致腫脹的情形有些難以控制。

淋巴水腫的類別

原發性淋巴水腫（primary lymphedema）

由於淋巴系統裡的淋巴管，或是淋巴結，因為過度增生或是發育不全所引起。

這類型的淋巴水腫是天生的，病人一出生淋巴系統就有缺陷，但是無法立即發現，腫脹的情形可能會發生在幼童期、青少年期，甚至有些是在成年以後。

我曾經遇過一位國小一年級的小女生，單腳不明原因腫脹，根據她母親的敘述，其實小朋友出生三個月後，她就發現女孩左右兩隻腳稍稍不一樣大，等到開始學走路後，兩隻腿大小就差更多了。另有一位年

輕貌美的小姐，突然在二十歲成年後的某天，一隻腳突然沒有原因地腫脹起來，訪遍南北名醫束手無策，讓愛美的她只能穿著寬鬆褲裝，來遮掩大小不一的雙腿，裙子與短褲自此與她無緣。

　　這類成年後的原發性淋巴水腫，可能的產生原因是天生有缺陷、但功能還是夠用的淋巴系統，因為成長、工作、運動或是過度肥胖等等原因，使得身體代謝出更多的水量，讓本來有問題的淋巴系統無法負擔已超出負荷的工作量，病人的肢體也就開始莫名其妙沒有原因慢慢變大起來。原發性淋巴水腫的腫脹位置，大多由肢體的末端開始，如手掌、腳掌。這類病人會尋遍各科醫師、民間療法，甚至有可能會求神問卜，經過了很久，才終於發現自己患的是原發性的淋巴水腫。

　　事實上，如果在排除腎臟、肝臟、心臟、藥物等的影響，而且一開始時，病人只有部分肢體腫脹，並非全身一起腫，便可以懷疑是否就是天生的淋巴水腫，可以透過醫院裡的淋巴掃描（lymphoscintigraphy）來證實。這是一種核子醫學的檢查儀器，利用放射線同位素來取得人體淋巴系統的影像，主要是用來偵測淋巴

系統阻塞的位置與阻塞情形。

次發性淋巴水腫（secondary lymphedema）

次發性淋巴水腫屬於後天形成，比較容易被確診出來，是由於發炎、外傷，或腫瘤造成淋巴系統的功能受損害所引起的水腫。

臨床上，曾遇過病人因為在膝關節施行人工關節置換術後，出現膝蓋以下的小腿水腫；各式各樣的癌症手術後的淋巴水腫，是次發性淋巴水腫的大宗。譬如頭頸癌術後的頭頸部腫大、子宮頸癌術後產生的下肢水腫，肝癌腹水引起的生殖器水腫、乳癌術後出現的上肢淋巴水腫等等。在非洲，常見的血絲蟲病引起的淋巴水腫也屬於次發性淋巴水腫的一種。

癌症治療後所產生的次發性淋巴水腫，通常腫脹會出現在受術傷口以下的身體部分。

因為癌症手術通常會切除受到感染的淋巴結，或

多或少會破壞身體裡細小的淋巴管，這些都會使淋巴
管的功能開始減弱，進而使皮下組織間液不易經由淋
巴循環排出，慢慢地堆積在皮膚與肌肉中間的組織間
隙，所以形成肢體腫脹。

　　乳癌術後的上肢淋巴水腫，大多會由較靠近軀幹
的部分開始腫，譬如上臂，常見於單側，也就是手術
側的手臂。

　　想像，一條軟水管中間用繩子綁緊後，水流過不
去，但遠端的水卻還是一直流過來，水無處可走，唯
一辦法只能將水管撐大起來，並且倒流回去。

為什麼乳癌術後容易引起淋巴水腫

　　出現水腫現象，先影響的是外觀的美醜，尤其是
對乳癌的患者而言，切除乳房後已經覺得身體不再完
整，如果手臂又是一大一小，情何以堪？病人有時會
因此陷入焦慮的胡思亂想、連帶身邊家屬都跟著憂鬱
起來。

　　「怎麼就一直腫起來？是吃了什麼不該吃的東西

造成的嗎？」

「都動過手術了還這樣，是手術有問題嗎？」

淋巴水腫的成因，必須經由人體基本的生理解剖構造知識，才能有頭有尾的說明清楚，雖然有些枯燥與學術，但了解之後，對於淋巴水腫便不會再恐慌，也不會病急亂投醫。

我們的身體主要由水構成，占了人體約 70%-80％的比率，可以想像人體內每個細胞都是充滿了水，除了用來支持人體框架外，最主要的功能就是輸送營養與物質到身體的各個部分去。

水在不同的器官裡會有不同的稱呼，譬如：在血管中流動的水被稱做血液、在皮膚表面出現的稱汗液、在膀胱尿道裡的是尿液、在細胞與細胞間流來流去的水叫做細胞間液也叫做體液，當然在淋巴系統流動的水就叫做淋巴液，也叫淋巴。淋巴，沒有想像中的神祕，我們平常從大小傷口中所流出來淡黃色、透明的液體，就是所謂的淋巴。

淋巴系統的運作

淋巴系統由淋巴、淋巴管、淋巴結和淋巴器官（脾臟、胸線、扁桃腺等）組成，是人體循環的一部分，伴隨著血管、微血管，幾乎體內所有的組織都有淋巴管道，密密麻麻分布得有如一張網，可以說有血管的地方就有淋巴管；所以不論在身體哪個部分受傷，即使只是輕微破皮，都會發現有淋巴液的流出。

淋巴系統主要是讓水分由人體的組織間隙回到血液系統的一個管道。大部分從動脈微血管所過濾出來的水，先會跑到周遭的結締組織裡，然後經由靜脈微血管再吸收而回到血液循環內部，但少部分大約有十分之一的體液，會經由淋巴系統再回到血液循環。全身所有的淋巴管，最終會匯集成兩大淋巴管，胸管（thoracic duct）與右淋巴總管（right lymph duct），然後再將淋巴注入人體頸部的靜脈後，回到血液循環中。

身體的下半身包含雙下肢、左邊的胸部與手臂、頭部左邊的淋巴都會回流至胸管，而且胸管在左內頸靜脈與左鎖骨下靜脈的交接處注入靜脈系統；剩下的

右胸與右手臂、頭的右半部則會回流到右淋巴總管，
然後右淋巴總管會在右內頸靜脈與右鎖骨下靜脈的交
接處流入靜脈系統。

● 全身的淋巴分布

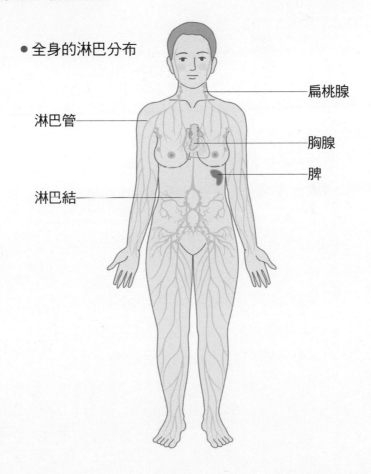

扁桃腺

淋巴管

胸腺

脾

淋巴結

● 微小血管與微淋管的關係

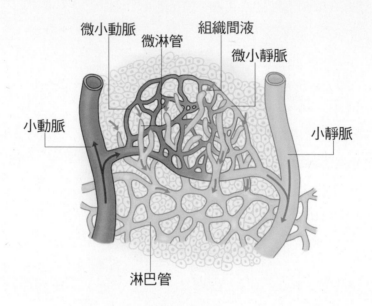

微小動脈　微淋管　組織間液　微小靜脈

小動脈

小靜脈

淋巴管

● 綠色箭頭為淋巴液的流向。

● 紅色箭頭為小動脈血流流向。

● 藍色箭頭為小靜脈血流流向。

淋巴管的構造與功能

我們先來了解淋巴的輸送途徑：

起始淋巴管 → 初級集結管 → 集結淋巴管 → 淋巴結 → 較大的淋巴管 → 胸管或右淋巴總管 → 靜脈。

除了運送水分以外，最重要的是，淋巴系統會將存在組織間隙的蛋白質、小腸消化後產生的長鍊脂肪酸和其他廢物，如死掉的細胞，染料等等，無法直接經由微血管處再被吸收回的大分子廢物帶走，讓細胞不至於被垃圾淹沒，這也是一般人所謂的「淋巴排毒」的功能。

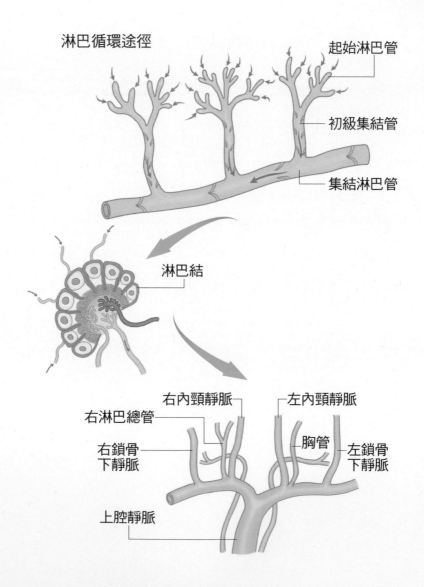

淋巴循環途徑

起始淋巴管

初級集結管

集結淋巴管

淋巴結

右內頸靜脈　左內頸靜脈

右淋巴總管

右鎖骨
下靜脈

胸管　左鎖骨
下靜脈

上腔靜脈

一旦蛋白質無法經由淋巴系統移除，便只能堆積在原地組織中，這也是為什麼淋巴水腫被稱為高蛋白水腫的原因。移除組織間蛋白質的這項工作對人體非常重要，一旦完全停止，人會在 24 小時內死亡。

　　這些大分子的物質，因為微血管與微淋管兩者的構造不同，雖無法直接進入微血管靜脈，但卻可以極輕易地進入微淋管（lymphatic capillary）中。這種小小的淋巴管又可細分成：

起始淋巴管 initial lymph vessel

　　是水分進入淋巴系統的單向入口，由單層的內皮細胞邊緣互相重疊構成，外側圍繞著網狀纖維，且有停泊絲深入到周圍的結締組織之中，因為有這些構造可以允許組織液和其中的大分子物質，將內皮細胞向內推開，而直接進入微淋管中。液體一旦進入管中便稱為淋巴液，管內壓力會關閉進出的孔道，以避免淋巴液再次回流到組織間隙中。

起始淋巴管結構造圖

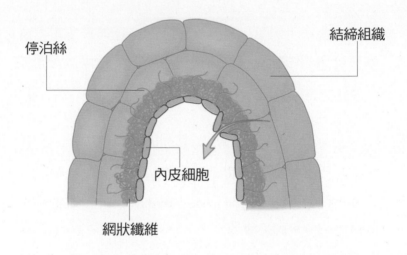

停泊絲

結締組織

內皮細胞

網狀纖維

初級集結管 precollector

　　像樹枝主幹連結著許多小枝枒一樣，每一個初級
集結管，都有多個起始淋巴管相連著，如同微血管一
樣，不再有孔道打開、允許水分由細胞間直接進入淋
巴系統，主要是將起始淋巴管所收集到的淋巴液輸送
往集結淋巴管，由 2-3 層的內皮細胞組成細小管道，內
有不成熟瓣膜存在；之後淋巴便來到了集結淋巴管。

集結淋巴管 collecting lymph vessel

集結淋巴管由內皮細胞、平滑肌和神經所組成，管內有成熟的瓣膜用來防止淋巴回流，每個集結淋巴管會與多個初級集結管相連，主要功能是將淋巴液輸送到淋巴結。此處的構造和靜脈相似，具有平滑肌和成熟半膜，所以也會自主收縮產生淋巴幫浦效用。

當管中受到淋巴液的壓力牽張，便會自動產生平滑肌收縮，以每分鐘 8-10 次的收縮，讓液體持續被往前輸送，每次收縮淋巴幫浦約可產生 25-50mmHg 的壓力。因為這些小小的淋巴管路無所不在，這些小水道因手術而被破壞，也是不可避免的情況，所以可以想見收集組織液變成淋巴的功能，自然會因此而變差。

淋巴結的構造與功能

我們常會在感冒或牙痛時，在脖子或腋下摸到一顆顆像豆子一樣的凸起物，這些就是所謂的淋巴結。

大約有 600-700 個淋巴結隨著淋巴管分布在人體裡，每個人身上的數目多少有些不同，在頸部、腋下、

鼠蹊部、胸縱膈處和腸繫膜上，常會見到像葡萄結串般群聚成叢，還有些會一顆顆的散布在人體各處，其中約略有 160 個會分布在人體的頸部。大小約 1-25mm 長得像類似蠶豆形狀的淋巴結，平常身體健康時多半是摸不到，身體發炎時便會腫大變得明顯，有時還會伴隨疼痛。

淋巴結的構造最外層凸面處有一層莢膜，連結多個輸入淋巴管，這些輸入淋巴管便是將淋巴送進淋巴結的管道。內層則由「小樑」將淋巴結縱向分成一個一個「竇」；每個竇的內層以同心圓的方式，分成「皮質」與「髓質」，這樣的構造可以容許液體在裡面慢慢地層層過濾，並加以濃縮。

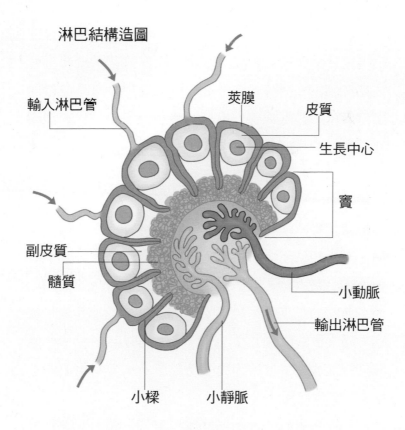

淋巴結構造圖

輸入淋巴管

莢膜

皮質

生長中心

竇

副皮質

髓質

小動脈

輸出淋巴管

小樑

小靜脈

淋巴結提供人體免疫功能

常常會見到病人抬著腫脹的手臂，焦慮的進治療室，劈頭就問：「治療師，快幫我看看這是怎麼了？」

　　翻開病人袖子，先檢查裸露在外的皮膚，只要是出現整片呈現粉紅色塊，或是紅色斑點狀、摸起來有些熱熱的、按壓時會比一般時候還要硬，有時還會伴隨疼痛感，嚴重時病人本身會有發燒現象，我會立即告訴病人：「妳這可能是蜂窩性組織炎。有感覺要發燒嗎？有的話要馬上去急診。如果沒有發燒，趕緊先去血液腫瘤科門診。」

　　通常有出現紅、腫、熱、痛的發炎狀況，在詢問病人發生經過所得到的答案大都是受到蚊子、螞蟻叮咬，或是被樹枝、野草劃傷，或是工作引起的破皮，但有些時候還真的是找不到原因，莫名其妙就腫起來了。病人也常會問：「為什麼淋巴水腫的手臂會產生蜂窩性組織炎？」這是因為淋巴結有一個非常重要的功能——免疫反應！

　　皮質負責專一性免疫反應，這是人體針對某種特定的病原體，所產生的防禦機制。外側皮質主要有 B 細胞聚集負責抗體免疫，有淋巴球聚集成團的濾泡，中央則是讓抗原作用生長的中心，內層皮質又稱副皮質，主要有 T 細胞負責細胞免疫；這類專一性免疫反

應在我們身上常見的有過敏、器官或組織移植產生的排斥反應、愛滋病、所施打的各式疫苗。

髓質處則含有巨噬細胞及漿細胞等等，負責提供非專一性免疫反應，是人體無特定對象的對外防禦機制，常見的有對細菌的吞噬作用、發炎反應、例如傷口常見白色的膿。

因為淋巴結具有免疫功能，淋巴結切除後，人體對外來的細菌與病菌的抵抗力就弱了許多，所以便容易引起一連串的發炎反應，甚至嚴重者會產生蜂窩性組織炎。

皮質與髓質會緊密相連，但內側淋巴結門處則沒有皮質，此處會有一條輸出淋巴管、一條小動脈和一條小靜脈通過，淋巴液在這裡離開淋巴結，經輸出淋巴管送到較大的淋巴管。

總括說來：

淋巴結負責淋巴液的收集與過濾，及人體的免疫

反應，所以一旦數目有缺少，便有可能影響整個淋巴
循環的功能，也削弱了人體本身的防禦作用。

　　整個淋巴系統，負責淋巴液的形成、淋巴液的運
送、蛋白質的循環、脂肪的循環（長鏈脂肪酸），還有
人體一部分的免疫反應，由實際的解剖生理看來，不
難理解為什麼乳癌手術後的病人容易引起淋巴水腫的
後遺症。

　　淋巴管有大有小，小淋巴管伴隨著微血管分布在
全身，乳癌手術除了會切除惡性腫瘤本身及鄰近的組
織外，不管病人需不需要施行腋下廓清術（摘除腋下
淋巴結及其附近組織），或者只需要做前哨淋巴結（從
乳房流出的淋巴最先跑到的淋巴結）切除，其實都已
經多少破壞了淋巴系統本身，使得系統在功能上有可
能因此造成了微淋管從組織間收集液體的困難，或是
系統輸送淋巴的負荷量變小。

　　如果加上後續放射線治療所造成的組織纖維化，
淋巴水腫存在的風險也會相對提高。從臨床上看起來
淋巴結清除的數目越少，淋巴水腫的風險及狀況也會

相對減低。實際上由解剖生理來說，乳癌手術後的病人可以說人人幾乎都有罹患淋巴水腫的潛在風險。

一般常見的錯誤處置

「就是因為腫，我才去讓人推拿、按摩，可是不但沒有消腫，反而手臂越來越腫，這是為什麼？」

只要提到水腫，就會想到按摩，但是——

淋巴水腫按摩，是非常特別、獨特的技法，又稱為「徒手淋巴引流術」，需要由受過專業訓練的淋巴水腫治療師來施行。

這是根據淋巴解剖生理結構，所發展出來的按摩手法。和血管一樣，人體皮膚自真皮層開始便有淋巴管的分布，經由特別方式的按摩去促進淋巴回流，最主要也就是作用在此，所以自然按摩的力道不能大，不然反而會破壞了皮膚表層細小的淋巴管，使手臂水腫得更厲害。

　　按摩的節奏要緩慢，因為人體在休息時，淋巴管一分鐘自主收縮約 8-10 次，只有在加上人體運動時的肌肉收縮和自律神經刺激，才能達到每一分鐘最大收縮量約 30 次，所以速度上也不能快。這些原則與坊間流行的經絡按摩法、泰式按摩法，瑞典式按摩法等等大不相同，尤其與傳統上認為「不痛沒感覺」的按摩法，非常的不一樣。

　　「人家說泡熱水會消腫，我就試試看，可是怎麼會腫得更厲害了？」

　　這是最常見病人自行在家裡進行的錯誤處置，許多病人會為了增加循環效果，而利用浸泡熱水想讓稍微腫脹的手臂達成消腫的目的。這個方法對淋巴水腫不可行的原因，在於道理只對了一半！正常來說，升高的溫度，對於增加血液與淋巴循環確實是正向的影響，熱水的溫度確實能增加血液循環，幫助更多的水從微小動脈釋出到細胞間，但術後病人的淋巴系統對於收集組織間液體的功能與負荷量，已經受到破壞而變小，遇熱後水分持續增加積聚在組織間隙中，但可進入淋巴循環的功能跟正常人相比，卻是變差許多，

所以說，泡熱水只是會令淋巴水腫越來越嚴重而已。

測量水腫的方法

「治療師！幫我看看手這樣有沒有水腫？」

「妳說我這隻手腫得嚴不嚴重啊？」

面對病人的質疑，要知道肢體腫得有多嚴重，首先便需要測量大小。

皮尺測量

是一般在臨床上最方便、最常使用的測量法，只需要一卷裁縫師皮尺，便可以量測出肢體圍，但容易因每次測量者的不同而產生誤差。

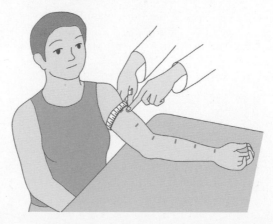

排水測量

是測量肢體的「體積」的方法，先將桶子裝滿水，將要量測的手臂放進已經裝滿水的桶子中，多餘的水會沿著旁邊的孔道溢出來，測量這些溢出的水量，便是水腫肢體的體積。

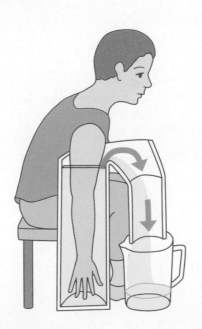

紅外線體積測量

利用紅外線機掃描要測量的肢體，再利用電腦程式來計算體積大小，雖然數據精準但價格較高，一般除了研究室進行研究用以外，臨床上不太採用。

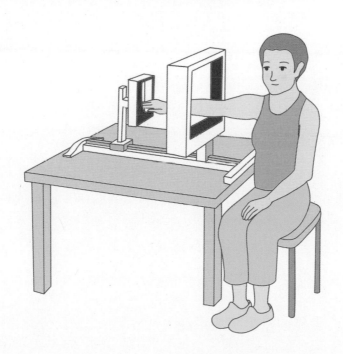

淋巴水腫的分期

　　既然知道了手臂腫脹的大小，當然要知道嚴不嚴重，因此病人在測量後一定會追問：「還有沒有辦法消腫？」先讓大家了解淋巴水腫的分期方法，自己可以藉此先知道腫得嚴不嚴重。

　　國際上將淋巴水腫分期的方法有許多，主要是按水腫的大小來分期，但還會考量皮膚狀況、日常生活的活動度是否有困難產生等。一般最常見且最常用的分級，是採用世界衛生組織的定義，還有國際淋巴協會、美國國家癌症中心、美國物理治療協會的分法。

世界衛生組織的定義

　　世界衛生組織血絲蟲病專門委員會（the Fifth of WHO Expert Committee on Filariasis）第五版的定義：

潛伏期 stage 0 - latent

沒有明顯腫脹，但病人或許有痠麻、腫脹或沉重
的感覺。

第一期 stage I

明顯肢體腫大，有凹陷性水腫（pitting edema），但
尚無纖維化產生，將肢體抬高，或許腫脹會自行消失
或不會。

第二期 stage II

除了肢體明顯腫脹外，開始伴隨有組織纖維化
（fibrosis）的產生，比第一期按壓起來更硬一些，此階
段開始腫脹的肢體已無可能自行消腫。

第三期 stage III

肢體或許異常腫大，且伴隨有嚴重的纖維化，病
人的皮膚角質層過分增厚龜裂，看起來就像象皮
（elephantiasic）一樣，又因為皮膚龜裂，常造成皮膚潰

爛反覆感染、滋生黴菌，使得肢體水腫更為惡化。

國際淋巴協會分期法

零期 stage 0

沒有明顯肢體腫脹。

第一期 stage I

為早期或輕微水腫，有間歇性肢體腫脹情形、或有時腫有時消，有 2-3cm 的肢體圍差距。

第二期 stage II

中度水腫，3-5cm 肢體圍差，明顯肢體變形有凹陷性水腫，表皮也許呈現光亮、緊繃、變薄且脆弱。

第三期 stage III

嚴重水腫，肢體圍差超過 5cm，無凹陷性水腫，肢體變大、纖維化、皮層增厚、有脂肪組織增加，病人可能開始有日常功能受限的情況產生。

第四期 stage IV

非常嚴重水腫，肢體異常的增大變形且常常反覆產生蜂窩性組織炎，日常生活功能嚴重受到影響。

美國國家癌症中心的分級

美國國家癌症中心（NCI）所宣布的不良事件的通用術語標準（CTCAE 4.0 —— Common Terminology Criteria for Adverse Events 4.0）：

第一級 Grade I

兩側肢體在視覺所見最大差異處，所測量到的體積差或是肢體圍差介於 5%-10% 之間，有些微腫脹或是靠近觀察才會發現有所不同。

第二級 Grade II

兩側肢體在視覺所見最大差異處，所測量到的體積差或是肢體圍差介於 10%-30% 之間，有明顯組織結構的改變，明顯外觀上的改變，皮膚皺摺消失，日常

生活中有使用器具的困難。

第三級 Grade III

兩側肢體在視覺所見最大差異處，所測量到的體積差或是肢體圍差大於 30% 以上，與正常的外觀有極大的差別，在自我照護上有困難。

美國物理治療協會分級

美國物理治療協會（APTA —— American Physical Therapy Association）以兩側肢體目視最大差異處的手臂圍差來分級：

輕度水腫（mild）肢體圍差 < 3cm。

3cm < 中度水腫（moderate）< 5cm。

重度水腫（severe）肢體圍差 > 5cm。

依據兩側肢體圍差百分比分級

臨床上還有一種依據兩側肢體圍差的百分比，來作簡單的分級：

輕度水腫（mild）肢體圍差 < 20%。

20% ＜中度水腫（moderate）肢體圍差＜ 40%。

重度水腫（severe）肢體圍差＞ 40%。

淋巴水腫治療

　　淋巴水腫在歐美已經被視為是種慢性的疾病，大部分的病人無法被治癒，但卻可以經由被認可的治療來有效的控制水腫的情形。一般的淋巴水腫，除了肢體腫大與外觀不佳外，並不會有疼痛或失能的狀況。但若是放任不治療、不處理，除了會讓肢體腫脹得更大更嚴重以外，隨之而來的是嚴重感染，例如皮膚上因反覆感染而長出黴菌，生活上逐漸產生的活動不方便、疼痛，有時死亡的可能性也是有的。

　　我是一個治療師，所深入了解關於淋巴水腫的治療方法，是屬於非手術性的治療方法，這是歐美所公認安全而且有效的治療方法，有些國家甚至會納入保險給付項目，如美國、德國、加拿大等。

整合性消腫治療

這種非手術性的淋巴水腫治療，一般稱為「整合性消腫治療」（CDT — Complete Decongestive Therapy、or Combined Decongestive Therapy、or Comprehensive Decongestive Therapy、or Complex Decongestive Therapy、or DLT — Decongestive Lymphatic Therapy），目的是為了減緩淋巴水腫的情況並預防再次回腫，除此之外還要避免蜂窩性組織炎的產生，和衛教病人自我照護的能力。

基於治療目的，整合性消腫治療的內容包括：

● 徒手淋巴引流術 MLD — Manual Lymph Drainage。

● 皮膚護理 Skin Care。

● 壓力治療 Compression Therapy。

● 運動治療 Physical Exercises Therapy。

這四種治療缺一不可，只有將這四種治療都執行徹底後，淋巴水腫治療才有成功的可能性，只要漏了其中一項，水腫依然存在，並無法有效改善。

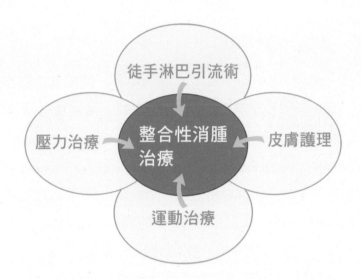

徒手淋巴引流術

　　徒手淋巴引流術首先由兩位丹麥籍博士夫妻埃米爾・沃德和阿斯特麗德・沃德（Dr. Emil & Dr. Estrid Vodder），在 1930 年代於法國的里維拉（Riviera, France）發展出來，隨後有多位博士、教授、醫療人員陸續加入。1971 年，古特和海蒂嘉兩位維特林格博士（Dr. Günther & Dr. Hildegard Wittlinger）在奧地利的瓦爾希（Walchsee, Austria）成立了沃德博士治療中心（Dr.

Vodderschule），之後又有多位學者證實了徒手淋巴引流術對淋巴水腫的效果。1974 年起，德國的健康保險公司同意將徒手淋巴引流術納入保險給付項目。

　　目前受到歐洲、北美、紐西蘭及澳洲的淋巴水腫協會共同認可的國際專業培訓學校有四所，除了沃德學校（Dr. Vodder School）外，其他分別是佛迪學校（Földi School）、勒杜克學校（Leduc School）、凱沙－史密斯（Casley-Smith）。據我所知，台灣目前有沃德和凱沙－史密斯兩個學派所訓練的淋巴水腫治療師。

　　要成為一位好的淋巴水腫治療師，除了經過專業的訓練外，還要多年的實地經驗，才能將操作的手法臻於純熟，以沃德學校的淋巴水腫治療師來說，在取得合格證書後，每兩年就需要參加複習一次，由專業的授課老師們再次檢視手法是否依然正確如昔。

徒手淋巴引流術與一般按摩手法不相同

　　以淋巴的解剖生理結構為基礎所建立起來的按摩手法，是一種和緩輕柔、有節奏性且獨特的技法，並且要依循人體淋巴回流的走向來施行，所以人體的每

個部分，都有其按摩操作的順序，如頸部、手部、臉
部、腹部、臀部等等，而即使是同一個部位，屬於原
發性淋巴水腫與屬於次發性淋巴水腫的操作順序也不
同。

　　以乳癌術後上肢淋巴水腫為例來看，按摩的順序
大約依序為：脖子 → 胸部 → 腫脹的手臂 → 胸部→ 背
部。

　　專業的淋巴水腫治療師並不會直接處理病人腫脹
的手臂，因為淋巴系統最終會在頸部的地方注入上腔
靜脈，所以必須優先疏通這個部分，其餘便是依照淋
巴流向來進行，這個道理與清理水溝一樣，先疏濬才
能治水。

　　以我所學習的沃德學校（Dr. Vodder School）手法，
基本的手法有四種，治療病人時除了使用基本手法外
還有變化的衍生；每所淋巴水腫訓練學校的手法稍有

不同，但基本的治療原則是一樣的。每一次治療師按壓在病人身上的壓力都需要包含施壓與放鬆。施壓時的壓力約在 30-40 mmHg，施壓時治療師需感受病人表皮的最大伸展限度，放鬆時的壓力回到 0 mmHg，要讓病人的表皮能自行往後滑動，並且治療師的手要一直與病人的皮膚保持接觸。

　　而徒手淋巴引流的方向，永遠要與人體的淋巴回流方向相符。徒手淋巴引流術必須由受過專業訓練的淋巴水腫治療師操作，才會達到最大的消腫效用。所有領有合格證書的淋巴水腫治療師都是經由專業授課老師手把手地，一步一步訓練起來，並且反覆一再被檢視是否手法正確，需花費不少的心力與時間，才能學會正確的施作技巧。若只是依照書本或影片做片段式的學習，是無法全盤了解按摩手法的精髓所在。

四種基本手法

一、定圈法：將四隻手指並攏，使用指腹在表皮以畫圓的方式進行按摩。在表皮最大伸展處，放鬆讓病人的表皮自行往後滑動，常運用於頸部、疤痕處，或是小範圍的按摩。

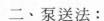

二、泵送法：掌面向下，掌心貼病患皮膚往虎口方向輕推。在表皮最大伸展處放鬆，讓病人表皮自行往後滑動，常運用於肢體部分，如手腳。

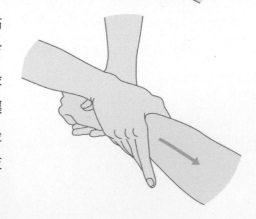

三，勺形法：
掌面向上，掌心接
觸表皮，輕輕往身
體方向推。在表皮
最大伸展處，放鬆
讓病人的表皮自行
往後滑動，常運用
於肢體部分，如
手、腳。

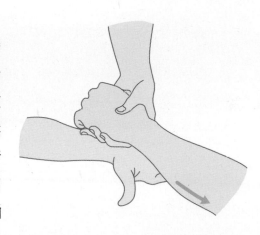

四、旋轉法：手掌完全與皮膚相貼，往外輕輕畫
圓方式進行按摩。
在表皮最大伸展
處，放鬆讓病人的
表皮自行往後滑
動，常運用於大範
圍的按摩，如背
部。

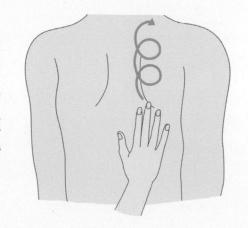

徒手淋巴引流術目的

主要在讓更多細胞間的水流進淋巴系統，減少水分與蛋白質堆積在人體的組織間隙中，並促進淋巴管的收縮。

治療的力道必須要輕緩，壓力約 30-40mmHg，不能造成表皮的摩擦，因作用在表皮底下的真皮層與皮下組織，所以治療完時，病人身上不應該有出現紅腫的現象。

徒手淋巴引流術最容易與其他按摩術區分之處，是療程進行中不使用乳液或嬰兒油等潤滑劑。成功的徒手淋巴引流術，憑藉的是經過訓練、合格專業治療師的手，且需要不斷的練習，讓徒手淋巴引流術的技巧臻於純熟。

奧地利沃德治療中心的海蒂嘉博士（Dr. Hildegard

Wittlinger, Dr. Vodder School）認為施行徒手淋巴引流術
必須要依循幾個原則：

- 治療時的順序必須由靠近身體的近端開始，再到
  遠端。
- 治療時的壓力，需考慮組織間壓力，30-40mmHg
  是最適合效用的。
- 治療時不能使用乳液或嬰兒油等潤滑劑。
- 每個步驟都包含了施壓與放鬆，是由 0mmHg-40
  mmHg，施壓的時間必須多於放鬆的時間。
- 壓力的導向必須依據淋巴液回流的方向。
- 治療師的手法必須配合人體淋巴收縮的頻率，是
  緩慢單調且有節律性。
- 施行淋巴引流術時，不能引起病人疼痛。
- 治療完後皮膚不會有紅腫現象。
- 最好是在較安靜、有隱私的場所。

　　徒手淋巴引流術應該是整個淋巴水腫治療中，最
受病人歡迎的一項了，也是整合性消腫治療中唯一病
人合作度最高的一項。

　　在我們醫院裡，有些病人似乎是把這項治療當成如同美容按摩的舒體按摩一樣，除了總是會要求我們多排些時段外，最好是天天都能排，甚至曾經有人建議：「應該再加上精油一起按摩。」理由是：「這樣會很讚哦！」建議是很令人莞爾，但也是反應普羅大眾對於淋巴水腫治療的專業並不十分了解。

　　目前的醫療資源，就這麼一塊大餅，需要全民共享，當某人多占了一次時段，別人就少了一次治療機會。以實際治療狀況需求來看，天天密集性治療，只有在非常嚴重腫脹的病人身上才有需要，而且只要完全配合治療原則，持續治療一陣子，情況改善至維持穩定後，病人本身也應該學會自行照護，如果自我居家照護得當，最多一個月只要進行徒手淋巴引流術一次也就夠了。

　　在美國，National Lymphedema Network 甚至建議保險給付，一星期5天密集性的完整治療，內容包含徒手淋巴引流術、壓力治療、皮膚護理，和運動治療等四項完整的整合性消腫治療，依腫脹情況持續 3-8 個禮拜，之後病人便應該進入自我居家照護。

　　病人對於徒手淋巴引流術的常見感想是：「不用按大力一點嗎？這力道太輕了，沒什麼感覺，真的有效嗎？」

　　再次提醒，徒手淋巴引流術的按摩手法，是依據人體淋巴系統實際的解剖生理構造所發展出來，操作的目的既不是舒壓也不是美容，而是用於治療。我想許多年來歐美的醫療保險制度，願意將徒手淋巴引流術列入給付項目，且在國際學者不間斷的探討下，應該可以證明其效果是存在的。再則，表皮在被外力牽扯滑動下，力道雖然輕，病人本身還是會有感覺，只是沒有傳統「痛」的感覺而已。

皮膚護理

　　皮膚護理的最大原則就是保養皮膚、保護皮膚、避免提重物。水腫之後皮膚會變得比較乾燥，病人容易產生皮屑或是脫皮的現象，摸來也會顯得粗糙，所以需要使用乳液來保養皮膚的彈性與保濕度。

建議較適合選用中性、親水又保濕、吸收度好的乳液，盡量不要使用嬰兒油或凡士林等不易被皮膚吸收之類的油性產品，因為這類不易被皮膚吸收的油性產品，容易阻塞毛孔反而造成毛囊發炎。可以採取一天多次塗抹來進行皮膚護理，病人只要覺得水腫肢體有乾燥的情形發生，便應該隨時塗上乳液。

- 每天洗澡沐浴時，使用中性且不刺激的肥皂或沐浴乳清洗身體。
- 勿使用去角質毛刷或澡巾來刷洗水腫肢體，以免造成皮膚細微的傷害。
- 盡量選擇淋浴，減少泡熱水澡、洗溫泉、三溫暖的機會，以免水腫得更厲害。
- 洗澡後要儘快擦上乳液保濕。
- 每次都要注意指縫徹底清洗乾淨，洗完後一定要仔細擦乾或吹乾，以免滋生細菌、黴菌。
- 水腫的肢體必須避免穿戴任何飾品，如戒指、手環、腳鍊。

- 不要穿著太緊的衣服，特別是袖口太緊。
- 操持家務時盡量穿戴手套，避免被割傷、剪傷、刺傷。
- 保護皮膚遠離酸性、鹼性等化學清潔劑。
- 外出時盡量穿戴長袖衣物、袖套，或是塗抹防蚊液，避免蚊蟲叮咬。
- 避免提過重的物品，特別是抱小孩。
- 盡量避免出入環境髒亂場所，以免造成不必要的感染。若非不得已因應工作需要一定得去，一旦結束工作，就需立即馬上使用清水將水腫肢體清理乾淨。
- 皮膚一旦出現紅、腫、熱、痛，請勿拖延立即就醫，尋求血液腫瘤科醫師幫忙。
- 若已經呈現發燒現象，請立即至急診就醫。

　　病人對於皮膚護理其實很容易忽略，特別是處在偏鄉地方，對於塗抹乳液保養皮膚，病人多半有許多意見：

　　「身上又沒出現皮屑，不搽乳液應該還好吧？」

其實皮膚即使沒有出現皮屑或是明顯脫皮時，淋巴水腫病人皮膚都是屬於乾燥的。人是由水構成，皮膚表層的油質，會幫我們將水分保留在皮膚底層，又因為有充足的水，才能維持細胞的通透性，讓微淋管可以輕鬆地把水分收集回淋巴系統，這是之所以塗抹乳液對水腫病人是件重要事項的原因。

「天氣熱，擦完乳液身上濕濕黏黏的，不喜歡！」

「我都年紀一大把了，不用浪費錢啦！」

護理皮膚，無需選用非常昂貴的品牌，在目前臺灣到處充斥著藥妝店、美妝店，大家可以到店裡使用開架產品的試用品，只要是選用擦上後幾秒鐘便可被皮膚吸收的乳液就行了。而且乳液只要已經被皮膚吸收，再次流汗就不會濕濕黏黏了。

「天氣熱常流汗，擦上乳液一會兒就掉了，有用嗎？」生性節儉的病人，多捨不得浪費。

多搽當然有用，只要皮膚有吸收乳液，便可以有油質的屏障保護皮膚，套句化妝品的廣告：「這樣就能維持肌膚的 Q 彈水嫩。」

壓力治療

　　壓力治療目的在於增加組織間的壓力，讓身體內的水分可以加速地進入淋巴回流系統中，和減少組織纖維化的產生，也相對減少手臂因水腫而變硬情形，可以使用淋巴水腫壓力繃帶和彈性壓力衣來進行。一般正常治療程序會先使用繃帶來使水腫的手臂變小、變柔軟；等到肢體變小到一定程度後，才會開始使用彈性壓力衣來維持肢體大小，避免再次腫大起來。

第一階段使用繃帶

　　用途主要在於縮小腫脹肢體，減少因為蛋白質堆積引起的纖維化；使用在淋巴水腫病人身上的繃帶，與尋常所見的繃帶並不一樣，有低張繃帶和高張繃帶兩種，各有其特性與使用時機點。

低張繃帶（short-stretch bandage）

一般在進行壓力治療時會優先選用，可以提供肌肉收縮時較高的阻力，繃帶本身具有較低彈性，肢體休息不動時產生的壓力比較低，但肢體開始活動時相對會在肌肉上產生較高的壓力。

病人在使用低張繃帶時比較不好活動，但這類繃帶在臨床上，對於消除淋巴水腫與減少纖維化有相當好的效果，目前台灣因為進口廠商的關係，大多只使用低張繃帶。

高張繃帶（long-stretch bandage）

在肌肉收縮時提供較低的阻力，正好與低張繃帶相反，繃帶本身彈性高，對肢體休息時的壓力較高，活動時反而產生的壓力比較小，較方便於肢體活動，若是有兩側肢體淋巴水腫的病人，就可以考慮一側使用高張繃帶，一側使用低張繃帶，以方便進行日常生活活動。

專業的淋巴水腫治療師應該在施行徒手淋巴引流

術後，立即綁上彈性繃帶，並且會依病人的情況不同採用不同形式的繃帶。繃帶治療採多層纏繞法，以手臂淋巴水腫為例，基本上有手指的彈紗（elastic roll）、第一層棉套（tubular bandage）、第二層是用來塑形的泡棉（foam padding）或棉捲（cotton roll）、第三層開始便是 2-3 層的壓力繃帶，藉以達到最適合治療的壓力。

綁繃帶的技巧

關乎治療效果的成敗，綁得太緊與太鬆都於事無補，反而會使情況變糟，淋巴水腫治療師並非只是幫病人綁上繃帶而已，本身必須要有確認繃帶壓力是否正確的能力。病人本身或家屬也該學會如何自己綁上繃帶，而治療師應時常檢查病人綁繃帶的方式是否正確。正因繃帶綁法非常繁複，需由專業的淋巴水腫治療師親自教導，並反覆確認。

上肢水腫的基本繃帶配件

管狀繃帶（tubular bandage），長度約從手指尖至肩膀長。手指彈紗（elastic roll）：約2-3卷。泡棉襯墊（foam padding）：長度要能纏繞整個手臂。低張繃帶（short-stretch bandage）：約 4-5 卷。

手臂繃帶綁法

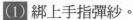 (1) 綁上手指彈紗。

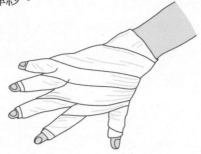

(2) 穿上棉套。

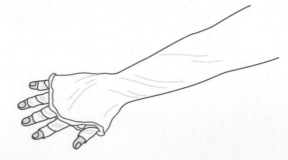

(3) 綁上泡棉。

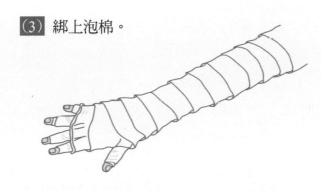

(4) 綁上低張繃帶。

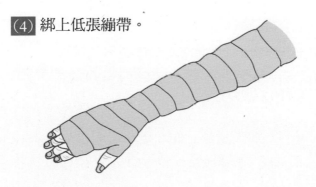

很多人在看過這麼繁複的綁法後，常脫口而出：
「這麼複雜呀？我不可能學得會的！」

請相信人的潛能無限大，我就有多位病人學會自
行綁繃帶，有的綁得還比我好，學會自己綁繃帶對於
個人在日後自我照護上更是百利無一害。

　　除了手指的彈紗與第一層與皮膚接觸的棉套因耗損、髒汙需要常更換以外，張力彈繃都可以使用數月以上，替換下來彈性鬆弛的舊繃帶則建議可在晚上睡覺時使用。目前彈性繃帶常用的品牌有 Lohmann & Rauscher 和 BSN Medical。

第二階段使用彈性壓力衣

　　用來維持肢體的縮小的情況，避免手臂再次腫脹起來。有非客製化及客製化兩類。

客製化的壓力衣

　　專門為病人量身訂作，是淋巴水腫病人最佳的選擇，可依據肢體實際腫脹的大小，使用特殊適合淋巴水腫的彈性平織布料（flat knit）來製做，每家製作廠商都有其專利的布料，這種壓力衣特別是針對有某部分肢體有異常腫大的情形，譬如前臂特別腫大的病人，可以非常有效的維持水腫的肢體；精準的量測，是客製化壓力衣能不能成功製作的關鍵因素。

非客製化的袖套或手指套

與客製化相比，價格相對性比較平易近人，因為大部分採圓形針織的彈性材質布料，沒有接縫線也比較美觀，各大廠家近來都有推出多款時尚花樣、顏色以供病人選擇，如JOBST、JUZO、medi、AUERFEIND、Schiebler等。有經驗的淋巴水腫治療師為病人選擇非客製化的壓力衣時，除了考慮水腫肢體的大小，更要考慮壓力的適當與否，每家廠商都有自己的規格表，治療師可以依照各廠家的規格表來進行挑選合適的壓力衣。

製作淋巴水腫壓力衣的加壓原則，不管是客製化或是非客製化都是一樣，肢體末端的壓力，永遠需要大於肢體近端的壓力，一般都會選擇30-40mmHg的產品。

國際標準標示壓力衣或壓力襪的單位
是「毫米汞柱」不是「丹尼數」

　　每次在介紹壓力衣或壓力襪給需要的病人時，最常聽到的問題是：「請問要穿幾丹尼比較好？」

　　不只是一般民眾，就連在醫院裡工作的專業人員也會這樣問，這是個似是而非，卻又廣為流傳的錯誤觀念，對於壓力衣（襪）非常不了解才會問的問題。事實上，淋巴水腫的壓力衣或壓力襪，並不是以坊間常見的丹尼數（den）來計量壓力，因為丹尼數是紡織業界所使用的專業術語，在織品界中指的是纖維的粗細大小，丹數越高表示纖維越粗，織出來的布料也就越厚，雖然越厚可能會越緊，但並不能以此來做為壓力的表示。

　　因此，國際標準用來標示壓力衣或壓力襪的單位是毫米汞柱（mmHg），兩者之間是無法換算的。下次如果有遇見再以丹尼數介紹壓力產品的廠商代表或是銷售人員，大家可以立即說再見，因為這種不專業的說明，代表他們自身的不專業，也表示他們的產品並

不適用於水腫病人的需要。

　　身為醫療臨床人員因為職業需要經常久站，大都會有穿著壓力襪的習慣，當然我也不例外，在未受訓成為專業的淋巴水腫治療師之前，也是只會憑藉丹尼數來購買壓力襪。在正式成為淋巴水腫治療師之後，身為一介小資女的我，心裡又覺得合格的壓力襪價格有點貴，便還是貪小便宜的選擇使用這類不夠專業的壓力襪，終於，在有一次到歐洲自助旅行時吃到了苦頭。

　　那一年的夏天，我計畫到奧地利旅遊，第一站選定了奧地利西邊的大城因斯布魯克（Innsbruck），從桃園機場直飛奧地利的維也納機場後，立刻轉搭火車前往因斯布魯克，飛行時間再加上候機等火車時間，直到我進到青年旅館裡脫下襪子，那天我總共穿著壓力襪長達 28 個小時！苦果來了，不合適的壓力襪不但讓我的腳踝處出現了水腫，更在我的小腿處產生破皮、水泡，形成了第二級的壓瘡！這對於身為專業治療師的我簡直是件可恥、且不可原諒的事。這個壓瘡的痕跡，一直持續到隔年的春天才漸漸淡去，從此之後，

曾經的切身之痛，我再也不敢穿著這類不適用的壓力
產品了。

繃帶或壓力衣可以洗嗎

這些使用過的繃帶與彈性壓力衣，都可以清洗後
一再使用。清洗建議：

使用中性肥皂稍微清洗，再用清水洗淨，先以大
毛巾將其大部分水分吸乾後掛起來晾乾。千萬不能在
大太陽光底下曝曬，也不能使用烘衣機烘乾，因為高
溫會破壞織品纖維的彈性，造成產品使用壽命的減少。

有些病人剛開始使用繃帶與壓力衣時非常不習慣，
建議可以視情況來穿戴，例如穿著四小時後休息一小
時，然後再穿著起來；或是採取一直穿到自己受不了，
就馬上拆掉休息，隔天再繼續進行，慢慢延長穿戴的
時間。

正確有效的穿戴治療原則

淋巴水腫病人每天需要長時間穿戴著張力繃帶和彈性壓力衣，24 小時中，只有在沐浴和上床就寢可以休息不穿，工作與運動時請務必一定要穿戴；腫脹情形若是嚴重者，晚上也需要增加使用舊繃帶、舊壓力袖套或是夜間專用壓力衣來幫忙。

病人在穿戴壓力治療的產品時，如果出現任何肢體疼痛、麻木，甚至頭暈、呼吸會喘，要立刻將其脫掉，並要跟治療師與廠商反映；若有發生蜂窩性組織炎時，則不建議穿著，等發炎緩解後再繼續使用壓力產品。

淋巴水腫治療師還需要常常檢查病人所使用的繃帶及壓力衣是否已經鬆脫不適用，一旦彈性鬆弛，不符合使用就需馬上建議換掉，否則肢體很容易再次回腫。

　　壓力治療是淋巴水腫病人配合度最低的一環，但卻是能否治療成功的最大關鍵。特別是處在炎熱台灣的南部，一年四季除了熱還是熱，病人對於綁繃帶這件事是最難接受的。病人常常反應：「天氣這麼熱，我怎麼綁得住？」這是事實，但只有這個辦法可以有效的減緩淋巴水腫，也只能極力的勸說病人盡量穿戴。

　　其實在我的經驗裡，只要病人可以有耐心的完整綁上一整天，在拆掉繃帶之後，通常會立即有滿意的效果，但如果沒有持續天天長時間使用，不但效果不好，連已經消腫的大小也很快就回復回來了。有病人經驗分享如果從冬天天冷時就開始綁上繃帶，一直耐心持續到隔年夏天，習慣以後，也就沒那麼難以忍受了，壓力衣的使用也是如此。

　　不美觀也是病人不願意穿戴的原因之一：「綁上繃帶（穿上壓力衣）後，看起來好像義肢，路上的人都會一直看我，朋友也都一直問我怎麼了？」

　　對於心理障礙問題，我個人真的無能為力，但是只要病人能遵照治療原則，適當使用壓力治療，效果真的是可以顯然預見的。有經驗的治療師，一定可以在臨床

上馬上察覺到，病人是否有按照指示使用繃帶與壓力衣。

　　曾經，有位病人每次治療結束後，我都會立刻幫她綁上治療繃帶，並且詳細囑咐應該穿戴的時間和回家該做的運動。半個月過去了，手臂水腫不但沒有改善反而變硬了許多，問病人是否有按照我說的話做，想當然耳，她回答我說：「有。」而且還附加比手劃腳的對我說明回家後她是多麼勤快在做運動，順便還隨口抱怨一句：「怎麼都沒改善？」

　　老實說，我心裡對於這樣的回答是充滿疑問。果不其然，有一次我剛巧在治療完她後，因為有事需要暫時離開治療室，便遠遠在醫院大廳看到這位病人，馬上拆掉幾分鐘前我才費力綁上的繃帶！之後這位病人又陸陸續續抱怨了許多次後，我忍不住將上次在大廳眼睛所見之事脫口而出，還問了她一次同樣的問題，這位病人終於老實說出自己不能忍受旁人異樣的眼光，所以不願意穿戴繃帶，又因為身為宗教志工常需要幫忙打掃環境，以至於情況無法改善。類似這樣的病人，即便是治療師的治療技巧再好，經驗非常的豐富，也是無能為力。

運動治療

　　由於肌肉收縮和關節活動對於淋巴回流有相當的幫助，所以運動便是淋巴水腫治療的一環。

　　手術後的疤痕容易阻礙局部淋巴回流的情形，柔軟運動和伸展運動，可以減少因為疤痕所產生的皮膚與關節受限情況，特別是有些乳癌術後的病人可能因為少活動，容易造成腋網症候群，這也是乳癌術後的後遺症之一。

　　乳癌術後病人常會有疼痛、肩關節功能受限、無法做出正常人的肩膀活動，甚至可能因此引起淋巴水腫，症狀嚴重者可能會持續許多年，此時需要尋求有經驗的物理治療師進行拉筋及疤痕組織的處理。淋巴水腫病人也可以從事阻力運動和有氧運動。

阻力運動

可以訓練肌力，一般可利用啞鈴、沙包、礦泉水瓶、彈力帶等，來進行阻力運動以訓練肌力。

有氧運動

促進心肺耐力，一般有游泳、有氧健身操、跑步、跳繩、騎腳踏車等。

在專業物理治療師的指導下，一星期進行 2-3 次的有氧運動或是阻力運動，可以增加肌耐力也相對增加組織壓力，並可以維持適當體重。

水腫的病人在進行運動時，千萬不要忘記要穿戴壓力衣或是張力繃帶，不然腫的情況在運動後不但沒有改善反而會更加惡化。

一般的柔軟和伸展運動，建議病人可以每天經常

性做，多強調關節活動度的運動，每次做運動的時間可以短但頻率要高，比方一天至少 4-5 次，每次 5-10 分鐘。我常建議病人：「只要上完廁所就花幾分鐘做運動，藉以維持肌肉關節的正常收縮及活動度。」

　　國外很多研究顯示，體重與淋巴水腫的嚴重性呈現正相關，高度肥胖的病人若產生淋巴水腫，肢體腫脹的嚴重度也較大；同理，淋巴水腫的病人若能減輕體重至標準，腫脹的情形也會改善許多。

促進手臂淋巴循環的運動

　　病人若穿戴繃帶或壓力衣而不做運動，效果不彰；病人只運動而不穿戴繃帶與壓力衣，則會使淋巴水腫的情況更惡化。

　　我的一位日本好朋友 Hitomi，也是一位專業且有多年工作經驗的淋巴水腫治療師，我們曾經一起討論

關於運動治療在病人身上施行率不高可能有以下幾個
原因：

　　第一、找不出時間運動，病人本身真的很忙，忙
工作、忙家務、忙交際應酬……

　　第二、沒有按照治療師教導的運動，反而選擇自
己方便的運動，譬如手臂水腫的病人，但卻只是去散
步，忽略了上臂的運動。

　　第三、病人自身就是懶得動，想到運動就有許多
理由，如沒伴、沒空間、沒時間，根本就不想做運動。

　　建議病人上完廁所就做運動的想法，就是來自於
Hitomi，她認為一個人一天上廁所的次數至少4、5次
以上，每次如廁完就隨地花幾分鐘做些簡單的運動，
反而比特地找時間、找空間來進行運動效果來得好。
基於這想法，我以乳癌術後的上肢水腫為例，做了一
個簡單的運動治療計畫讓病人可以隨時隨地練習，當
然別忘了，一定要在穿戴彈力繃帶或是壓力衣的情況
下進行，節奏緩慢並配合呼吸，每個動作以10次做為
一回合，所有動作都完成一回合後再開始進行第2回
合，每次上完廁所，視情況約可進行2-3個回合：

腹式呼吸

站姿，雙腳與肩同寬，嘴巴吐氣、鼻子吸氣，5 次算一回合。

頸部旋轉

頭部順著前傾、左傾、後傾、右傾旋轉 5 次後，再反方向前傾、右傾、後傾、左傾旋轉 5 次，形成一回合。

(1) 前傾。

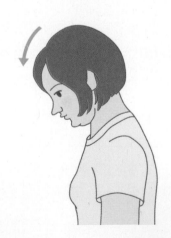

右傾。

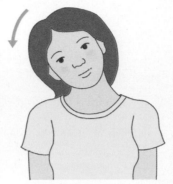

(3) 後傾。

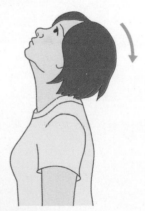

(4) 左傾。

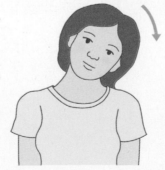

聳肩

　　雙手臂自然垂在身側，雙側的肩膀往天花板的方向盡量提高，提到不能再高後，輕輕將肩膀放下。

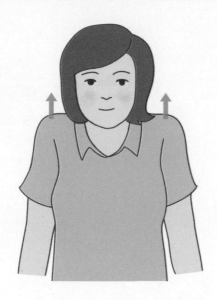

肩部轉圈

站姿，方法與術後運動相同。肩膀由前、上、後、下做旋轉，5 次以後，再由下、後、上、前往回旋轉，再做 5 次，形成一回合。

●向前

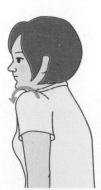

●向上

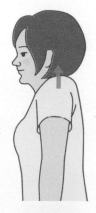

●向後

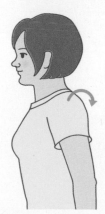

●回復

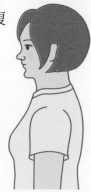

肩胛骨內收

　　雙手交握在屁股背後，吸氣時，雙手臂盡量往下伸直，吸氣擴胸肋骨上提，兩肩胛骨用力往脊椎方向相互靠近，胸椎往前伸展，然後吐氣恢復原來位置。

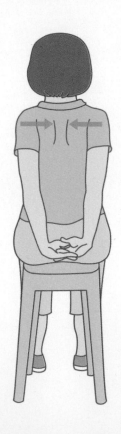

雙臂上舉

手心對手心雙手交握，雙手肘打直後，一起盡量
往天花板向上舉起，兩側手臂緊貼兩耳。

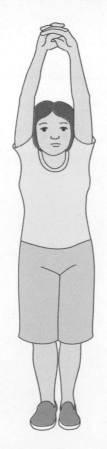

軀幹側彎

站姿，雙手臂上舉後，身體往沒有手術的健側，
盡量伸展。

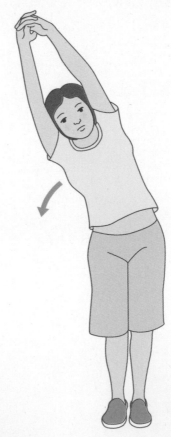

肘部彎曲

手肘先伸直，再盡量彎曲。

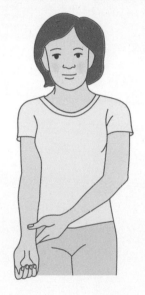

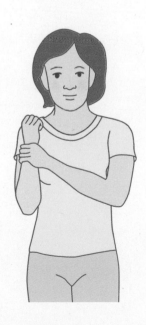

握拳

先用力握拳，再用力展開。

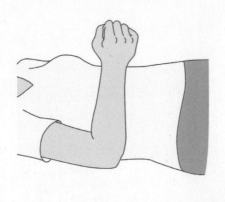

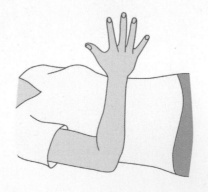

其他輔助治療

　　除了徒手淋巴引流術、壓力治療、皮膚護理，和運動治療這四項整合性消腫治療外，根據國外期刊研究，有些醫療儀器對淋巴水腫的治療有所助益，雖然目前不能取代整合性消腫治療，但也有其產生效果的地方。我在臨床上曾經使用過間歇性氣動式壓力循環機、肌能性貼紮、HIVAMAT - 200 來幫忙輔助治療淋巴水腫。

間歇性氣動式壓力循環機

　　在醫院一般稱為循環機，可以配合整合性消腫治療來一起使用。病人穿上臂套或腳套或軀幹套，套筒上配有多條氣管連結到機器幫浦，每個充氣套筒分成多節，使用幫浦充氣加壓，模擬淋巴一節節分段收縮

的樣子，來促進淋巴循環。

　　市場上的壓力循環機有許多廠牌，自然充氣套筒分節越多功能越好，價格也會越貴。在使用壓力上，一般建議使用 40mmHg，最高不超過 60mmHg，以免破壞了初始淋巴管的功能，這是一般人體淋巴系統所承受的壓力範圍。病人或許對這樣的壓力沒有感覺，臨床常見病人會自行將機器壓力調高，甚至超過 100mmHg，其實這麼做除了會對淋巴系統造成二次傷害以外，並無太大的幫助，人體淋巴系統有一定的負載量，超過了固定運水量，系統排不出去還是會再次淤積回來。

　　循環機每次治療時間建議 30-60 分鐘，一天最多不超過兩次，由於機器可以促進淋巴流動，但卻沒有明顯證據可以加強移除細胞間隙的蛋白質，臨床上見過有不少例子，因為居家不當施做壓力循環機，導致水腫肢體更加纖維化；有的甚至還反覆性產生蜂窩性組織炎。

　　病人可以在沒有進行徒手淋巴引流治療時使用這樣的機器，美國有些健康保險公司會在淋巴水腫病人

自行居家照護時，給付壓力循環機的租金。建議除了肢體的套筒外，最好還有軀幹的套筒，這樣才是符合淋巴引流的順序，千萬別忘了在使用壓力循環機後，還是需要加上壓力治療與運動治療。

肌內效貼布

肌內效貼布由日本 Dr.Kenzo Kase 所研發出來，原先多應用於有骨骼肌肉系統疾病的病人身上，近來最常見到的是運動員在運動場上，貼著各色繽紛的彈力貼布在賽場上比賽。

肌內效貼布在淋巴水腫治療上是一個新的應用，病人若無法穿戴繃帶或壓力衣的時候，便可以利用貼紮法來幫忙，我常會運用這種彈力貼布在病人的頭頸部、軀幹、背部……等部位來幫忙消腫。

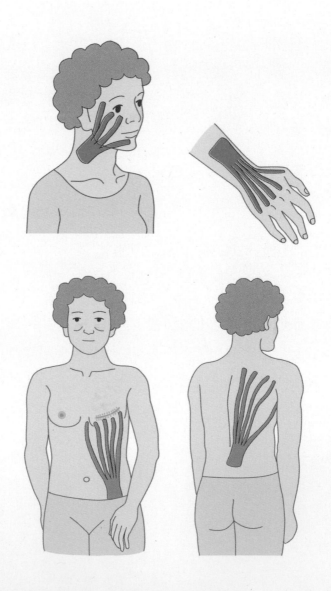

運用的原理，是利用特殊的彈性膠帶將表皮輕輕拉抬，增加皮膚與肌肉間的空隙，讓皮下有多餘的空間可供淋巴流動與收縮。建議配合節奏和緩的柔軟運動，如緩慢的身體側邊彎曲、手肘彎曲、握拳等等，來增加效果；因為肌內效貼布消腫的效果有限，一般不建議淋巴水腫病人貼紮時進行激烈且快節奏的有氧運動或阻力運動。

深層震盪儀 HIVAMAT - 200

這是一台可以配合進行組織性變化按摩治療機器，一般俗稱「深層震盪儀」。利用這機器在病人的體內產生間歇性靜電場，除了增加組織間液的流動，並且還能有效的促進組織間隙蛋白質的移動，囤積在細胞間的液體流動性因為磁性而變大，增加帶動著蛋白質等大分子物質一同流入微淋管，進入淋巴循環中，當然水腫就會獲得改善。

國外期刊與臨床上用來配合治療淋巴水腫，特別是針對處理因蛋白質堆積，產生纖維化有極佳效果，讓組織變硬的手臂或肢體開始軟化，此外還有止痛、

放鬆、促進傷口癒合等功能。雖然病人常會在使用機
器治療時反應：「沒感覺。」但我的臨床使用經驗中，
發現這樣的儀器確實對於傷口邊緣肉芽組織的平整性、
疤痕組織的柔軟性，有相當大的幫助，當然最主要減
少對淋巴水腫的纖維化也很有效果。

什麼手術可以消除淋巴水腫

淋巴水腫的病人很常會心急的問：「要消除淋巴水
腫，手術有沒有效？」

雖然這類的手術在國內外已經發展了許多年，也
有多篇期刊發表過，但我對於這樣的侵入性手術後的
長遠效果並不十分了解，手上有做過這類手術的個案
也不多，所以無法和大家一起分享經驗。日後病人若
是有考慮手術，請一定要和醫師詳細討論，以便了解
手術進行的方式、日後術後照護的方法，以及日後再
次復發的機會。手術屬於侵入性的治療，分別有抽脂、
淋巴結移植、淋巴靜脈繞道術。

抽脂

　　主要為移除腫脹肢體所增生的肥胖組織，被認為沒有辦法根治淋巴水腫，但可以明顯改善肢體大小，一般接受抽脂手術完，病人還是需要以壓力衣或彈性繃帶加壓才行。

淋巴結移植手術

　　自病人身上淋巴功能正常的鼠蹊部或腹部，摘取淋巴結，將這些淋巴結接在淋巴管與微血管間，手術理想的話，新移植的淋巴結便能重新收集淋巴液進行輸送淋巴的工作。例如上肢淋巴水腫的病人可能會被移植在已切除淋巴結的地方，或是患側邊的手腕處，期望能讓局部的淋巴循環變好，減少腫脹。

淋巴管靜脈吻合手術

　　利用高倍顯微手術將微淋管和小靜脈間連接起來，建立新的淋巴循環通道，將淋巴直接導引到靜脈回流系統，以達到消腫的目的。

病人配合度是治療成功的
關鍵

　　或許有人會問：「講了這麼多，妳治療淋巴水腫這麼久，到底有沒有成功過？」

　　淋巴水腫的治療效果雖然展現緩慢，而且病人的配合度是成功與否的最大關鍵，這麼多年，成功的例子也不少，我有一個恢復狀況還不錯的案例，與大家分享：

　　一位多年乳癌又復發的金阿姨，她原先並不是在我們醫院裡接受癌症治療，卻是為了淋巴水腫來到我們復健科。在她被診斷再次復發、並且需要再次進行所有癌症療程，包含化學治療與放射線治療。

　　在化學治療進行至第二次時，她的右手臂便開始腫脹起來，原來的醫院裡馬上使用壓力循環機，期望可以馬上消腫，但效果不彰。日子一久，她的手臂腫

脹得越來越厲害，所以女兒上網幫她找到了我們。

　　第一次的評估發現，除了手臂越腫越大之外，觸摸起來的感覺也有些硬，而且皮膚的活動性與延展性很差，表皮的毛孔顯得異常粗大，連帶著右邊肩關節的活動角度嚴重受限制，右手臂不論上舉或水平展開都無法超過 90 度。金阿姨拉不到背後拉鍊，手指腫脹僵硬不夠靈活，日常生活中寫字、自行穿脫衣物等出現困難，更不用說進行晾衣服、擦窗戶……需要高舉手臂的家務工作。

　　以 WHO 的分級來看金阿姨的情況，她的淋巴水腫的嚴重性是屬於中度嚴重。為她擬訂的治療計畫為整合性消腫治療，包含了徒手淋巴引流術、皮膚護理、壓力治療，和運動治療，缺一不可。壓力治療因為當時低張繃帶醫院缺貨，所以我選擇了使用客製化的壓力衣，讓阿姨回家後可以繼續使用。雖然台灣壓力衣的布料並不似國外專門用來製作淋巴水腫的材質，但也還可以應付，好處是可隨時修改，價格也比國外產品便宜許多。

　　直接使用壓力衣的前提是只要鬆了就馬上修改，

不能繼續修改的話就需要馬上換新的。我要求阿姨盡量早上起床後就開始穿著直到洗澡才脫下來，做家事時與運動時一定要穿，只有皮膚會癢時可以拿下來休息，休息期間則不可太過勞動。金阿姨前前後後共換了 3 件壓力衣，平均每件壓力衣都修改 4 次以上。

　　醫院裡組長給金阿姨的排程是一周 3 次的徒手淋巴引流術，每次完成徒手淋巴引流術後，我會馬上幫她綁上科裡用來練習的低張繃帶，然後開始做運動，約 40-50 分鐘。因為一開始有嚴重肩關節活動受限，所以先給予簡單的被動關節運動，包括肩關節、肘關節、腕關節，及手掌指頭的活動，結束後再讓金阿姨自己練習軀幹旋轉、簡易滑輪運動來活動肩關節、手肘彎曲，與握拳等運動項目。

　　金阿姨從一開始不但需要治療師的幫忙，而且每個動作大約重複 3-4 次就會覺得肌肉很痠疼，有時還很容易引起抽筋，到後來，上述的運動項目全都可以獨力自行完成。當金阿姨慢慢進展到可以將手臂自行抬高超過 90 度後，便在她的運動計畫裡加上爬牆運動與拉筋伸展運動，等到所有關節的活動度都恢復正常後，

開始使用手指握力器和拉力重量訓練機來做阻力訓練，
用來加強她的手臂肌力。

　　當然居家活動是不能遺忘的重要部分，初期的回
家功課，依照術前衛教與手術後的簡單運動為基礎來
設計，項目有：腹式呼吸、頸部旋轉、軀幹旋轉、手
臂上舉、聳肩、肩膀旋轉、肩膀外展、肩膀外轉、手
肘彎曲，和握拳這幾項，每天至少做 4-5 回，請阿姨做
運動時務必也一定要穿著壓力衣。之後所有關節活動
度回復正常後，居家運動的項目除了以上項目外，還
加上了肩胛骨內收、軀幹側彎還有爬牆運動。

　　我必須說，金阿姨是臨床上少見合作度滿高的病
人，從她的皮膚照護就可以看出來，每天 3-4 次塗抹乳
液，甚至冬天時只要覺得乾燥就開始塗，1-2 個小時就
塗一次乳液都不為過，塗抹乳液的範圍除了腫脹的右
手臂外，還有右側手術的胸口，從不覺得麻煩。這樣
經過了一年的細心保養後，看起來右手臂的皮膚比健
側手還要光滑細緻。

　　她持續這樣的治療近兩年，在我離開醫院時，她
的兩側的手臂圍幾乎相近，皮膚狀況變得非常正常，

沒有毛孔粗大，角質層增厚的情形，蛋白質纖維化的硬度也柔軟許多，日常生活的功能也都能獨立且輕鬆完成，還常常會自己做些麵包點心來慰勞治療師們。

　　我在治療金阿姨第一年時，有特別留下她手臂圍的紀錄與圖片，見證整合性消腫治療對於淋巴水腫的效用。這不只是治療師一個人的功勞，更是病人自己的成就，彼此相互配合、一起努力才能顯出的美好成果。

　　由下面兩張圖 1、圖 2 手臂部分擷取的照片比較，可以看出當初手指、手腕、前臂的部分都已經有曲度顯現。而圖 3 數據，也顯示手臂圍因為治療而減少的趨勢：

當年 4 月 3 日拍攝

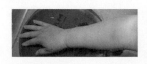
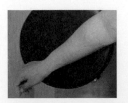

當年 10 月 2 日拍攝

數據顯示手臂圍因為治療而減少的趨勢

　　自病人手腕至腋下每 4 公分做為測量標記，分別在 4 月 3 口、5 月 15 日、8 月 7 日、10 月 2 日，所量測的手圍紀錄。

⨯⨯⨯⨯	04/03	05/15	08/07	10/02
0cm	17.3	17.3	17.5	16.7
4cm	20.5	19.8	19.3	19.2
8cm	23.7	22.7	22.0	21.6
12cm	28.7	27.1	25.5	25.3
16cm	30.5	28.4	28.2	28.2
20cm	29.4	27.5	27.5	27.5
24cm	31.8	30.7	30.6	31.3
28cm	35.2	34.0	33.7	33.7
32cm	36.8	35.2	34.6	34.6
36cm	36.7	36.3	36.2	36.0
40cm	37.4	36.0	37.2	35.6

　　成功的淋巴水腫治療除了要有專業的淋巴水腫治療師以外，病人的配合度更是成功的關鍵，治療的四個項目真的缺一不可，病人常常會在這四項裡只選擇了徒手淋巴引流術一項，其餘三項常會遺忘而且常捨棄不用，殊不知這樣只是浪費醫療、浪費時間而已。

　　淋巴水腫治療是一個進展緩慢的治療，病人與臨床人員往往都會失去耐性而放棄，但如果連自己都不肯為自己付出耐心與努力時，世上又有誰有責任義務來為妳付出呢？臨床也曾見過因為懼怕可能會產生淋巴水腫，而一開始就拒絕癌症必要性治療的病人，到頭來多是讓自己陷入不可挽回的境地，讓人不勝唏噓。

腋網症候群

　　這是乳癌手術後會見到的後遺症之一，有些學者指出：約 72% 接受腋下廓清術和 20% 做過前哨淋巴結切除術的病人，會產生所謂的腋網症候群。

　　如果病人肩膀稍微向外打開，在其腋窩處經由觸摸，甚至有時候只需要用眼睛看，便可在皮膚底層發現如同繩索狀的構造凸起，有時只出現在腋下，有的人則是會沿著手臂內側到手肘內側，甚至手掌和手指的活動也會受到影響。

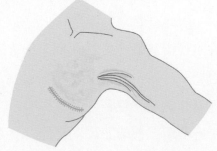

　　這種索狀構造可以視為手術後傷口癒合所產生的疤痕組織的延伸物，摸起來硬硬緊緊的，會有疼痛感。會讓病人的肩關節活動受到限制，不容易做出手臂向上舉高及水平外展舉高的動作。隨著索狀疤痕延伸至肘部，當病人手肘伸直，就會出現無法完全伸直的困難，若是延伸到手掌處，病人連伸直手指也都會有難度。有些病人在術後幾個星期便會產生這種情形，有些病人則是過了好幾個月或是好幾年才出現。

物理治療的方式

　　臨床上對於已經產生腋網症候群的病人，會優先處理腋下和胸部的疤痕組織，我個人除了一般疤痕按摩外，也利用 HIVAMAT － 200 和物理治療震動器（俗稱打打槍）來幫忙柔軟疤痕，讓傷口平整。

　　依經驗看來，通常只要疤痕變得平整以後，緊繃的索狀構造就會變鬆許多，病人肩膀的活動度會跟著增加，疼痛不舒適感也隨著減少。接著，會沿著索狀疤痕施做筋膜鬆弛術，這類型的索狀構造可以當成傷口疤痕所造成的筋膜沾黏現象，所以附近肌筋膜經過

放鬆後，所有不舒服的症狀也會改善。

　　我常在為腋網症候群的病人進行筋膜鬆弛術時，會聽到「蹦」一聲，類似縫衣線斷掉的聲音，病人本身或許沒聽到，但病人多半會這樣形容：「在那一瞬間，手臂上突然覺得有繩索斷開、輕鬆起來的感覺。」當然治療師本身也可以感覺得到組織鬆開的瞬間。

　　對於這樣的病人，拉筋動作也是不可少，在治療室我會先幫病人進行被動拉筋後，視病人關節活動度受限制的情況，依 pain-free 的運動原則，給予自我拉筋運動練習。

　　物理治療中普遍認為，疼痛會引起肌肉的張力變大、僵硬痙攣更明顯，忍痛做運動長遠看來並不會增加人體組織的延展性，反而容易造成運動傷害，所以無痛的運動原則常常是給予治療運動的首要原則。

自我運動照護

　　人體就像橡皮一樣，有腋網症候群的病人除了在治療室接受治療，把沾黏的組織拉開以外，也同樣需要在家裡自己進行拉筋運動來維持治療的效果。單單倚靠治療師一個人，軟組織繃緊的狀況是無法改善。

利用椅子拉筋法

　　若病人的腋網症候群非常嚴重，以至於肩膀打不開，手肘伸不直、手指也呈現彎曲狀，可以利用床與有滑輪的椅子來進行自我拉筋運動。

(1) 讓病人坐在有滑輪的椅子上，膝蓋彎曲成90度，雙腳平放在地上，雙手臂伸直平放在治療床。

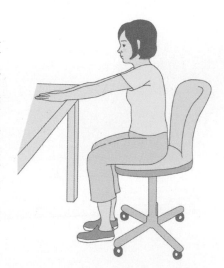

(2) 上半身趴在治療床上放輕鬆，利用雙腳往後移動椅子，直到感覺索狀疤痕變緊，就停著5-10秒，依此反覆。

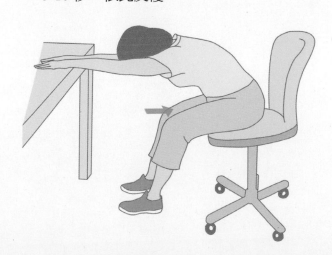

地板自我拉筋法

　　讓病人四肢跪趴在地上，用屁股往後坐的力量來控制伸展的力道，覺得感覺腋下變緊時，停 5-10 秒。

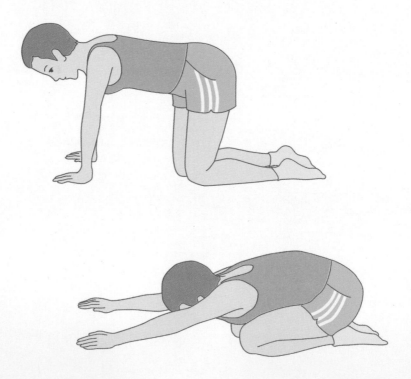

滑輪拉筋法

利用簡易滑輪來進行拉筋運動，讓健側的手幫忙控制牽拉的力道，在覺得變緊的高度，停 5-10 秒。

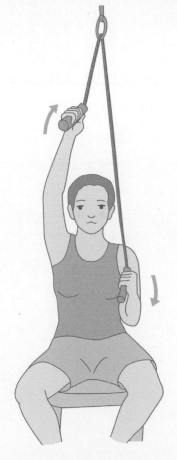

♥ 若是病人肩膀已
經可以平舉超過
90 度，便可以依
照術後運動所提
到的「爬牆運動」
來進行自我拉筋。

第四章

病人教會我的事

失色玫瑰

　　治療師的工作，每次與病人相處時間約 30 分鐘，至少都會是 2-3 個月以上，有的時候甚至更久、長到好些年，和病人的關係，也會因熟稔而親近得像家人般。除了討論病情以外，話題常包括了食、衣、住、行、日常瑣事，我常開玩笑：「可能我連病人家中小強有幾隻大概都會知道。」這麼多年的臨床工作，每天都有小故事發生，有溫馨感人，有傷感無奈，但都是病人親自用生命來告訴我關於人生的種種課題。

　　11 年前我剛開始接觸乳癌的病人，很常見上了年紀而且被診斷為第四期的婆婆，胸口上都帶有因腫瘤爆掉而潰爛的傷口，上臂常常異常腫大，淋巴液甚至會從毛細孔滲出，還有伴隨著陣陣可怕的腐臭味。

　　她們大多住在鄉下也不太識字，生活上可能獨居，

或是即使與家人同住也不便啟口，所以同住的家人都不知情。而乳癌最可怕的是一開始的不痛不癢，病人本身很容易忽略或是不以為意，等到傷口爛出來時，通常都為時已晚。有些較年輕的病人，則是因鴕鳥心態或是迷信偏方，以致延誤了治療的時機。

印象中非常深刻、很多年前的病人，姑且稱她玫瑰小姐，因為玫瑰漂亮、美麗，卻又有刺會扎手。當時玫瑰以住院病人的身分照會復健科，第一次遇見她時，雙腳除了尚有知覺外，已經沒有任何力量可以自己站起來，胸口裹著層層白色的紗布，紗部底下蓋著腐爛的傷口正飄著剛清洗過淡淡的藥水味，病歷上記載是位乳癌第四期、並伴隨有脊椎壓迫的病人。

玫瑰年約四五十歲，高階經理人，未婚，是非常有自信、有主見的職業婦女。見面時，第一句話她便以堅定的語氣對我說：「不管如何我都要，也一定要用走的出醫院！」說出這話的病人，常會讓我產生一種既同情又百般無奈的心情，同情是因病人目前處境的艱困，無奈的是實際上很難如願。

起初，猜想玫瑰應該不太清楚她的情形，所以才

會對自己的病況有這麼不切實際的幻想。但在病史詢
問的過程中，又發現明明她都清楚病情已到末期，雙
腳力氣慢慢消失也不是一、兩天的事情，怎麼還會做
出如此強悍又無理的要求？

　　滿腹疑問，我小心翼翼套問：「妳不住在這附近，
怎麼會來我們醫院就醫呢？」

　　「我是為了你們曹朝榮院長來的。我很熟你們曹
院長，常常會介紹病人來看他。」

　　這個答案簡直令人匪夷所思：「既然妳認識曹院
長，那妳怎麼沒有早一點來找他呢？」

　　像是戳到痛點般，玫瑰立刻口氣尖刻回答：「哼！
我兩年前剛發現時，馬上跑到大陸找一位非常有名的
氣功師父，我透過很多管道關係才找到這個人，這個
人除了他們高幹以外，是不隨便接其他病人的。那個
某大企業家、某某政要，還有那個誰、誰、誰也給他
醫好了。我現在行動不方便，所以不能去大陸，不然
妳以為我為什麼要妳趕快讓我會走，我只要能夠找到
他就會沒事了。」

　　老實說，她所說的誰誰誰、到底是給誰醫好？是

真醫好？還是只是道聽塗說？我是真的不知道。但聽了這段話，簡直是令人無語問蒼天，心裡頗覺得無奈，也只能點點頭：「那、就一起努力吧！」雖然相關研究報告與臨床經驗告訴我，她的要求是件不可能的任務，但心裡面還是真心希望，超強意志下會有奇蹟，可以幫玫瑰達成心願。

　　果不其然如預期所料，過不了幾天，她的雙腳感覺開始消失了，堅持不需要家人與看護的陪伴，三周後，連大小便也都沒知覺了，常常尿布裡滿是大便，卻無知無覺，偶爾還會溢出沾染床單。因為住院天數過久，必須出院時，玫瑰神智依然清楚，但已連乘坐輪椅都覺得痛苦了。我雖然沒有陪伴玫瑰到臨終，但在不久之後，便輾轉聽到她已經去世的消息。

　　玫瑰自確診到往生，只有短短兩年多的時間，而她剛發現時不過才是第一期的乳癌，卻因為自己的選擇而延誤治療契機，導致生命結束得太快，甚至在生命最後的半年多，過著癱瘓、沒有自主尊嚴的生活。我想，有時無能為力、沒有意義的活著，真的比死亡更可怕。

　　很多病人在還有機會救治時，一心一意相信了偏方，等到情況完全失控無法挽救，卻在醫院裡怪醫師醫術不精、醫療人員不盡心，要知道「神仙難救無命人」這句話不假。有好幾位病人，在面臨如玫瑰這般困境時，悔恨交加，只是千金難買早知道，事已太遲，無力回天。

維持獨立自主到最後

「治療的結果終歸邁向死亡，那為何我還要活受罪呢？」有病人頹喪的反問我們：「很多人經過手術、化療、電療後，也是沒活著呀！那還不如一開始就別受罪了。」

我必須說，醫生也只是個人，不是神，即使醫學發達的現今，也尚無仙丹靈藥可以治百病、還保證人人都長命百歲。但活著就有希望！接受常規的治療，也是給自己活下去的機會，誰都不保證治療癌症的特效藥哪天就問世，若沒命活著，有藥也等於無效。

即使需要化學治療與標靶治療持續不間斷地控制病情，我從臨床看來，生活品質還是比一直延誤治療或不肯治療的末期病人好，這樣的例子我遇過不少。

六十多歲的乳癌病患阿難姨，是我治療時間斷斷

續續，長達六年的病人。一開始的確診是第三期右側乳癌，經過手術、化學治療、放射線治療、復健後，恢復的狀況都很不錯。但兩年後，在一次例行性的檢查又發現了另一側乳房也長出了惡性腫瘤，阿難姨很堅強的又經歷了一次全盤的治療後，每個禮拜繼續拜訪復健科。

直到有一天，她躺在治療床上，雙眼看著我們單調的天花板，以鎮定且緩緩的語氣淡淡的說：「上次檢查，醫師說我的肺部，出現小黑點。」

聽見這句話，一時之間我呆了、也說不出話來，沉默了好一會兒，我低聲問：「那、醫生有說該怎麼辦嗎？」

阿難姨轉過頭，溫柔笑笑說：「醫生有說要繼續化療，下禮拜就開始。」

「這次的療程需要做幾次？」

阿難姨搖搖頭：「不知道。」

自那時起，又開始了阿難姨每三個禮拜的化學治療計畫，然後一陣子後計畫改成兩個禮拜一次，最後變成連續兩周化學治療，再休息一周。

　　有一次阿姨神色疲累地說：「最近我覺得比較沒元氣，鄰居跟我說人參補氣，不曉得我這個狀況可不可以吃？」

　　我建議她可以去詢問醫院中醫部的意見；我們常和院裡的中醫部一起做病例討論，至少我知道我們院裡的中醫師對於癌症病人的照護方面也很有經驗。

　　過了幾個禮拜，問阿難姨結果如何，她很開心地說：「中醫師跟我說人參是補氣沒錯，但妳的身體又不適合太補，妳自己到外面買的一定會比較貴、藥效比較好、也會比較補，並不適合。這樣好了，醫院的人參處方比較便宜也沒那麼補，妳吃醫院的就好了。」

　　因為阿難姨很想念當歸的味道，另外問了關於當歸的問題，中醫師給了她一個很可愛的回答：「自己煮的不惜本錢，當然會放足了當歸，但藥性太強，生意人做生意是將本求利，幾片就可以煮一大鍋來賣，很想吃的話可以偶爾買外面的吃一吃就好。」

　　這樣的答案或許與抗癌專家們的說法不同，但院裡中醫師的回答，讓我覺得很近人情，癌症病人常常會因為食欲不振，對於某些特定食物或味道有心理的

渴求，卻擔心對病情有害而不敢食用，或是受不了偷
吃後又心生罪惡感。其實我也覺得真的很想吃的話，
就不要常吃，吃少一點，滿足了口腹之欲，心裡的負
擔也會減少一些。

　　漸漸地，我發現阿難姨的臉頰看起來開始有些瘦
削，心裡有點擔心，便遲疑地問她：「阿姨妳近來胃口
好不好？吃得多嗎？」

　　她搖搖頭說自己沒有什麼食欲，勸她回診血液腫
瘤科時，記得提醒醫師關於食欲不振的問題。過了幾
周後，她來到治療室沒等我問，就迫不及待歡喜地跟
我說：「那個林醫師跟我說，他會開一種開脾增進食欲
的藥給我，讓我可以多吃點飯。」

　　「結果呢？」

　　「我變得很會吃，有時候還會吃到兩碗飯哩。」

　　我並沒有追問阿姨，林醫師究竟是給了什麼藥讓
她這麼開胃，但我和阿姨都明白，醫師對於病人的關
懷是全面性的，這一點對於癌末的病人心裡就很足夠
了。阿難姨這非常堅強的病人，從一發現癌症開始，
除了手術後的住院期間有家人陪伴以外，一路走來阿

難姨都是自己來醫院做治療，即使後來又發現腦轉移需要再次接受放射線治療，也總是一個人自行搭公車就醫回診。

我還記得阿難姨最後一次到治療室來，已不復見以往健步如飛的腳步，走上一陣子便會覺得喘，從我們一樓復健科掛號櫃檯，走到五樓治療室的途中，需要休息許多次。她淡淡地跟我說：「醫師要安排我隔天住院，我已經簽了放棄急救同意書（DNR），這輩子人生的責任已了，要走也無所謂了。」

阿難姨久病臥床的先生一個月前去世了，唯一的獨子也剛娶了老婆；所以阿難姨會說她了無牽掛了。我勸她別胡思亂想，她只是笑笑搖搖手，慢慢地走出治療室的門口。住院一個星期後，阿難姨開始陷入昏迷，親人也依著她的心願帶她回家。

從阿難姨被診斷為乳癌第四期以後一直到臨終，只有短短不到兩周，她完全無法離開病榻，陷入沉睡的情況也只有幾天，其餘的時間雖然需要不停地穿梭在醫院裡來來去去，但始終生活自理得很不錯，不需要麻煩兒女太多。除了每天去安養院看顧老伴，也常

常去附近兄弟姊妹家探望，想去哪裡就去哪裡。即使
病情到了末期，配合使用藥物的控制下，阿難姨的生
活品質，至少可以維持獨立自主，即便是在情況轉壞
了之後，受折磨的日子也沒有太久。

來說告別

　　身為物理治療師，第一次陪伴病人走到生命的盡頭時，我開始對於癌末病人到底需不需要復健這件事感到很懷疑，對於不久人世的病人，物理治療又有什麼幫助？

　　癌症的復健治療往往可以持續很多年，我們常與病人相識在體況良好之初，卻可能在若干時間後與他們告別，這實在是件令人感傷又無奈的事情。但病人們給了我一個可以說服我，做癌症物理治療這件事，是有義意的答案──讓病人在最後的日子裡過得有品質有尊嚴！

　　一開始就被診斷為末期病人的安姨，因為淋巴水腫來到治療室，安姨個性非常樂觀開朗，常常她人還沒到，就聽到她的聲音。只要體力允許，安姨常煮點

心與拿手菜與我們分享，偶爾還會幫我們修修椅子，
幫其他病友打氣。

　　安姨有個躁鬱症的老母親需要照顧，若不說，沒
人會以為她是末期的病人。我和組長一路陪著她到狀
況轉壞，住院一陣子後，安姨意識也開始變得模糊，
不再合適進行復健，在與病房主護討論後，我們便暫
停了所有的床邊治療。

　　就這樣過了一、兩個月，某個星期六夜裡，我入
睡後一個奇怪的夢，讓我印象深刻：

　　我走在兩側書櫃全都高聳入雲、巨大、無人、周
遭一片灰黑的圖書館裡，正沿著走道欄杆緩緩的摸索
前行，突然聽到遙遠微細的聲音：「葉老師——」小小
的回音飄渺迴盪……我停下腳步，想聆聽追蹤，卻再
也沒聽見任何聲響。遲疑了一下，又繼續往前走，接
著爬上了一座極窄的樓梯，背後突然傳來一陣急促腳
步聲，我當下立刻轉身，就看見一顆黑黑的頭顱出現
在樓梯下，原來是安姨跟在身後爬樓梯，追趕得氣喘
吁吁，等她爬上來後，我沒想太多開口就問：「安姨，

妳怎麼了？」

她一手扶著欄杆、一手扶著自己的膝蓋，邊喘氣邊搖頭：「葉老師，我找妳好久了。」

「有什麼事嗎？」

順過氣後，安姨臉上帶著微笑，走近我身邊：「我是來跟妳說我決定要去旅行了。」

「安姨妳身體好點了嗎？」

「好多了，好到夠我可以去想去的地方了。幫我告訴組長一聲，我都一直找不到他。啊、時間快來不及，我要趕緊走了。好不容易找到妳，真好！謝謝你們這些年的照顧。」

隔天醒來，神經大條的我仍不覺得有什麼不對，直到星期一早上，我跟組長提起了星期六的這個夢還有阿姨所講的話，組長一臉訝異的看著我說：「星期六妳沒上班，所以不知道，安姨在星期六那天早上，就往生了……」

這麼多年過去，這夢境依然清晰鮮明，安姨臨終的親自道別與感謝，雖然只是個不真實的夢境，卻讓我相信，物理治療對於癌末的病人，確實有幫得上忙、

舒緩她們不適的地方。

　　第一次見到秀初姨，是在一般病房裡，雖然看來精神還不錯，卻是一位乳癌末期的病人。瘦骨如柴、無法自行翻身，安靜的躺在單人病房裡，胸口與腋下覆蓋著厚厚的白紗布，底下有著常人無法想像的腐爛傷口，已經腫成兩倍大的手臂，不停地從毛細孔滲出水來，染濕了周圍的床單。

　　負責照護的血液腫瘤科醫師，希望我們可以改善秀初姨水腫的手臂，並增加她腋下打開的角度以便於清理傷口。按復健排程，每隔一天我就會到病房去幫阿姨進行淋巴水腫按摩，輪流陪伴的每一位家屬也都會依照我的囑咐，每隔 1-2 小時就幫阿姨進行和緩的手臂被動運動。腫脹、滲水的手臂，用乾淨的枕套套起來，只要濕了就換掉，每次去病房，我都會再次檢視家屬所做的被動運動是否正確。

　　一星期後手臂不再滲水，雖然還是腫脹但已經柔軟縮小許多。

　　阿姨微笑著說：「謝謝妳。終於沒有水再跑出來了，我都快用光了庫房裡的枕套，現在肩膀也覺得輕

了一點。」

　　我問阿姨：「想不想坐起來？」

　　阿姨恐懼地搖搖頭：「我只要一動，肩膀和背就痛，每次護理師來換藥，都很艱苦，自己都翻不了身，怎麼坐起來？」

　　我半哄半騙說：「試試看嘛！我們先試試翻身，妳覺得可以我們再繼續，如果不行，我們馬上就不做。妳看，如果坐起來，妳就可以看見遠方的火車和稻田，也可以讓背部透透氣呀！」

　　拗不過我，秀初姨勉為其難的讓我幫她翻身成側躺，躺了一陣子，並沒有發生想像中的疼痛。阿姨抬頭望著我：「那，我們來試試坐起來吧！」

　　我小心翼翼地環抱著秀初姨，讓她坐在床邊、並輕聲問：「有沒有不舒服？」

　　阿姨突然放聲痛哭，我心裡頓時慌張了起來，並懊悔地想：「糟糕！還是太勉強了嗎？」嘴裡馬上安撫她：「阿姨深呼吸，我立刻讓妳躺下去，再請護理師來幫妳打止痛劑。」

　　阿姨邊搖頭邊哽咽地說：「不用、不用，我沒事，

我只是、很久很久、沒坐起來了。」

　　悄悄地鬆了一口氣，我安靜地陪著阿姨坐在病床上，聽她訴說著心裡的後悔，悔恨著當初不該畏懼著化療的痛苦，做了逃兵，一個人避著家人躲到山上，最後身體情況惡化至無法收拾，還要麻煩家人上山去接她……

　　在我結束治療離開病房之前，阿姨輕輕拉了拉我的手：「我以為這輩子，再也沒機會起身看窗外了，真的謝謝妳，坐起來的感覺真好。我可以每次都起來坐一下嗎？」

　　這天，我冒著會被投訴的風險，稍稍延誤了下個病人的治療時間，讓陪伴的家屬們學會如何舒適地幫忙阿姨起身，讓阿姨隨時想坐起來，即使沒有我在身邊也有人可以幫忙。

　　工作這麼久，有時我會在心底默默猜出病人可能大限將至，而自己事先把復健排程停下來。醫院裡的死別很平常，每天都有，但如果可能，我會盡量迴避最後的那一刻，因為面對病人離世的面容，情感上的負擔太過沉重，有時沉重到會令我無法呼吸。當阿姨

開始陷入了昏睡，臉上的神情也開始顯現與平時不同時，我跟家屬提出因為病人意識不清，可能需要先暫停復健時，阿姨的女兒卻跟我說：「我媽媽很喜歡妳，每天就等著妳來病房看她，陪她坐一下。雖然她現在不清醒，我們還是很希望妳能夠繼續來幫她，媽媽心裡會知道、會開心的。」

聽了這些話，我暗自嘆了一口氣，還是把秀初姨的名字繼續留在排程裡。又過了兩天，我如常地去病房看阿姨，一推開房門便看見了有些人圍在病床邊合掌低聲誦經，有些人在角落掩面嗚咽啜泣，我靜靜地站在門口、輕輕地將病房門闔上，人猶在，魂已遠。

看似簡單平常的個人日常活動，對於癌末病人常常是心有餘而力不足的想望，物理治療師真的可以為這樣的病人及照顧家屬，提供安全、省力的照顧方式，即便只是起身坐在床邊看看窗外風景，都能為病人心裡帶來莫大的安慰。

真正的信仰力量

　　常有病人會說：「人家說我會得這個病，都是業障太重。」

　　每次聽到這句話，不諱言，其實我心裡是很生氣的，孔子曰：「未知生，焉知死？」此生的生死都沒辦法弄清楚時，前世的業障因果又如何？若真可以金錢輕易消除鬼魂之說，那累世業障又何足懼？即便是釋迦牟尼佛座下十大弟子中，神通第一的目犍連，在得六通之後，欲度化已墮入餓鬼道中的母親，運用自身法力仍不可為，只好哭泣的請求佛祖。世尊以「神通力不敵業力，應以百味五果供養十方僧眾，集眾羅漢之願力，以此功德方能濟度救母。」得道之人尚且不敵果報業力，雖說要十方供養，也得要修行眾人共同祈願之力。

　　又說釋迦牟尼佛的前身善慧，學會了所有婆羅門的高深學問與咒術，在蓮花城捨棄金錢，反以優鉢羅花誠心供養燃燈佛。全城信眾都將他們最美麗的衣服鋪在地上，供佛步行，但路上有個大大的泥水坑，泥濘不堪卻是無人願意鋪上衣服，此時的善慧卻將身上僅有的鹿皮衣脫下，見還不能鋪滿泥水坑，便以臉朝下、披頭散髮用自己的身體頭髮填滿整個水坑，讓燃燈世尊可以從他的身體與頭髮走過，而不受汙泥所沾染，世尊被他的誠心感動，便說出在無量劫以後，善慧必可以證道成佛，法號為釋迦牟尼。貴為世尊尚且以心修法，以誠事佛，所以我以為，凡俗如我們都只能把握此生此刻，虔心向善而已。

　　我所照顧過的病人，多無不良嗜好與習慣、持家有度、和睦與鄰、樂天知命、努力生活，有的甚至信仰虔誠，至少在他們的這一世，我不曾見過有任何殺人放火、罪大惡極之事。常言道：「人吃五穀雜糧，怎能不生、老、病、死。」肉體生病已經很可憐了，怎會有人狠心加重她們的心理負擔，讓病人惶惶終日，不能安心養病。對於神明鬼魂之說我心懷抱著敬意，也

相信人可能會有累世的輪迴，但對於用此斂財令人無
法安心養病，實在痛恨。佛說因果，遂有果報輪迴、
前世今生，所希望的不過是芸芸法眾多說好話、做好
事、存善心而已。

「吃素真的不會得癌症嗎？」面對病人這樣的疑惑，
我覺得吃不吃素是另一個問題，個人覺得需要看情
形。譬如，剛手術完的傷口再生，進行化學治療時會
影響人體造血機能，在在都需要補充動物性蛋白質來
幫忙人體修復自己，此時如果光只是攝取植物性蛋白
質可能不太夠用，均衡的飲食才是個較好照顧自己身
體的方式。等到所有治療告一段落，身體機能也恢復
得差不多，吃不吃素倒是無所謂了。

我常遇到茹素的病人，有人可能會因宗教信仰虔
誠而不能破戒，這時可詢問營養師的建議，選擇適合
的營養補充品。或者也有人選擇先跟佛祖神明告假，
等身體好了再繼續持戒，我想畢竟神佛的任務也是要
保佑人們身體安康，為此暫時破戒應該也是可以被寬
宥的。

選擇成為素食者的理由有很多，無論是受戒、還

願，甚至為了環保都可以，但請不要再說：「吃素比較不會得癌症」這句話。我所接觸的乳癌病人，出家師父、長年茹素的人數也不少，她們恢復的情形也不見得比較好，反而會常常因為忌諱而延遲就醫，導致預後極差的例子也時有所聞。

曾有位乳癌病人家裡虔誠供奉神明，且從年輕就開始持長齋，對面鄰居因為兒女已屆婚齡尚無對象，非常煩心，她非但沒有任何安慰、竟還語出驚人的跟鄰居說：「妳就是不信神明，沒有吃齋修行，才會這樣。」而且逢人就提此事，也不管聽的人心裡感受為何。出乎她自己意料之外的是，後來她被診斷出第二期乳癌，卻因為怕被恥笑而遲遲不肯就醫，一直在家自己喝香符水，冀望有奇蹟出現，可惜沒過幾個月病情就來到第三期了。我以為，素食只是一種飲食的方式，也算是一個修道的方法，但卻無法代表真正的道心。

癌症病人最怕轉為惡病質，這會造成厭食、內分泌和免疫系統改變，導致疲勞、身體虛弱、體重減輕，每年約有40％的癌症病人死於營養不良，而非癌症本

身。建議有惡病質前期的病人，應該立刻尋求醫院裡
的營養師幫忙，採取少量多餐的方式進食，並且多多
攝取低糖、高熱量、高蛋白、富含 omega 3 的食物補充
品。根據 2007 年世界癌症研究基金會（WCRF）各國
專家學者在英國倫敦舉辦的會議中，對於癌症預防的
食物建議則是：

　　選擇多攝取各式蔬菜、水果、全穀類和豆類食品，
限制性的食用豬、牛、羊等紅肉，並避免攝取火腿、
培根、臘腸等加工肉品，減少高鹽及鹽漬食物，避免
含糖飲料，不要用營養保健食品來預防癌症。

　　人類的內心對於宗教有著深刻的需求，對於令人
迷惑與畏懼的靈性事，常常需要宗教的解釋，譬如快
樂為何短暫？焦慮為何常在？死亡到底是終點還是起
點？每個人或多或少其實都需要信仰的力量。正當的
信仰對於病人具有正向的意義，不論是佛教、基督教、

天主教、回教，只要能給人心靈撫慰、引導向善、規
範己身、寬容處事、在心底給予力量的宗教，在我看
來，都可算是個人修行的法門、正當的信仰。

　　出家比丘尼、修女，罹患乳癌都不曾少見過，她
們與常人在面對癌症時會有什麼不同呢？在治療時，
經由與她們的對話，我發現真正侍奉自己信仰並潛心
修行的人，面對癌症時心情相對上是比較平靜的，問
她們是否會感到害怕？她們也會誠實的說：「怕呀！當
然會怕！」但透過信奉與禱告，她們內心深信自己所
信仰的神可以給予足夠的力量，並引領她們走出人生
幽暗的低谷。我不是教徒，相反的我是一個傳統拿香
拜拜的人，但透過這些虔誠教徒自身的經驗，我見到
了真正信仰的力量。

　　已逝的樞機主教單國璽神父，在他的生命告別之
旅中有一站來到了我們醫院，與曹院長聯袂主持了一
場演講，因為要上班所以我錯過了，幸運的是我的病
人全程參與，並在聽完後便來說給我聽。經由病人的
轉述，讓我得以窺見這位上帝忠實的僕人對於罹癌的
這件事是否有著不滿？有著不甘心？又是如何看待自

己多年虔心侍奉上祉的結果？

　　單國璽神父一開始對於罹患癌症這件事也是十分驚訝與錯愕，心中也曾存疑，一輩子虔誠侍奉主，怎麼會這樣？在肉體與心靈的痛苦中，他還是一再的堅持向上帝祈禱，並持續在心裡問：「為什麼？」終於某天，他明白了為什麼會是他的理由，因為他是上帝的僕人必要行上帝的旨意，上帝要他帶著人世間的試煉來彰顯祉的愛與善。單神父說：「我被賦予的使命，就是讓人們看到，在人生的轉彎處，總會有一雙無限慈愛的大手在背後，化成一股力量，讓人們真正了解死亡的意義。」而他的生命告別之旅，便是以他八十多年來對生命的體悟，用「愛」來超脫生死，以「愛」來告別塵世。

　　在治療室也曾有遇過入道卻無修行的病人，雖然滿口神佛，但心裡卻無法得到神的救贖，比起尋常人面對死亡時，心裡更惶惶不可終日、時刻害怕，又因為害怕變得很依賴，因為依賴變得很拗、很執著，脾氣經常是壞得不得了，連同周遭照顧者的日子也都變得相當的委屈、辛苦難過。

努力活著也要學會說再見

有人說：「死亡是一輩子永不分離的伴侶。」

當最不好的狀況來臨時，所有的醫療行為都只是盡量延緩那一天的到來而已，大多數時候除了止痛鎮靜、就還是只有止痛鎮靜。什麼時候該放手？沒有正確的答案，這是個大家都還在努力學習的課題。

曾經有位乳癌病人，因為丈夫太愛她而捨不得讓她離去，即便在她腦轉移已經開始昏迷以後，還是要求院方進行積極性的治療，醫師只能依著家屬的意思繼續放射線治療，因為過度放射線照射，整個頭部的皮膚呈現焦黑破皮，最後依然是很遺憾，讓她帶著燒燙的痕跡離世。也曾有病人在情況一轉差，便自行決定停止所有的治療，只因她希望離開塵世時依舊看起來美麗如昔。

　　不管是對家屬和病人，訣別都是極不容易的一件
事。有個例子，讓我見到在死亡陰影下努力活著，並
笑著告別的勇氣，也讓我了解孩子，不論年紀有多小，
都必須要好好讓他們明白，為什麼至愛的父母無法在
身邊繼續陪伴他們長大？因為，其實他們都懂！

　　茉莉是位很年輕罹患乳癌的母親，本身是位優秀
的臨床護理人員，因為工作繁忙而忽略身體的警訊，
等到發現不對勁時，情形已經很糟糕了。面對才剛出
生的小女兒，有太多事未做，沒太多時間可以自憐自
艾，她知道必需要和時間賽跑，她當下馬上決定不管
如何她都要盡力的活下來。為了兩個年幼的女兒，茉
莉心想：至少要努力活到她們幼稚園畢業，多陪她們
一段，再好好的與她們道別。

　　先把位在郊區的大房子賣掉，茉莉換住到了市中
心的小房子，新家附近就有一所國小和國中，她想若
是將來她不在了，小孩至少可以自己步行去上學，不
一定要大人接送。六年間，除了不曾間斷的化學治療
與標靶治療，加上無數次的放射線治療，還接受了二
次加碼刀和一次傳統開顱手術，所有辛苦的療程都是

為了爭取多陪孩子的一點時間。

在一次與先生、孩子去日本迪士尼旅遊回來後，她與我談起女兒發生在幼稚園的一件事。幼稚園年紀的小朋友，如果旅行回來，多半會迫不及待地跟小朋友講旅遊的經歷、途中所得到的禮物，我想就連多數的大人也是一樣吧，所以老師們也非常鼓勵小朋友上台與同學分享所見所聞。

但茉莉的女兒旅遊回來，在幼稚園裡幾乎不提旅行的事，老師打電話問茉莉這件事，並希望女兒可以上台跟大家說說迪士尼樂園的趣事。隔天晚上，老師又打電話給茉莉：「您的女兒已經與同學分享了旅遊的見聞，但奇怪的是，買的禮物都還包裝得好好的，也不願意打開給別人看。」

茉莉問女兒：「為什麼不拆禮物呢？是因為不喜歡嗎？」

大女兒搖搖頭：「因為是媽媽買的禮物，對我來說非常的珍貴，我捨不得拆，怕拆了以後弄壞了，再也沒有媽媽的禮物了。不拆開，就是怕小朋友會要看、要玩。」聽到這些話，真的覺得很心酸，這麼小的孩

子，對於生離死別，已經早慧到令人心疼。

在小女兒幼稚園畢業那年，茉莉開始肺部積水，常喘到她什麼事都做不了，只能躺著。幾次在治療室中，她闔著眼睛幽幽地跟我說：「覺得自己很沒有用，只會拖累家人，但我先生還是希望我撐住，他說我什麼都不必做，即使只是靜靜地躺在家裡，對他們就是最大的安慰。可是這次和以往不一樣，我真的累了。」

終於，小女兒的畢業典禮來了，茉莉咬牙硬撐著病體，向醫院請假、帶著氧氣筒，勉強坐上救護車去觀禮，禮成後，茉莉臉上帶著滿足的笑容：「心願已了。」過沒幾天，便溘然而逝。

每次想起與茉莉在治療室的對話，我都會忍不住紅了眼眶，她用生命教會了我幾件事：

堅強地面對人生的困難，即使面對重重難關也要一試再試，不試怎會有希望？

生命中，工作不是唯一，最重要的是自己的至親

至愛，你若不在了，才是他們最大的傷痛！只要有機
會，都要盡力地活著；既然活下來了，就要努力好好
的過生活。

　　不要等到來不及才做最後的道別，特別是對年幼
的孩子，幫他們，幫其他家人，也幫自己一起做靈性
的準備。面對生命要積極，也要學會放手。

就是要積極面對的生活態度

近年來，臨床上因癌細胞無法控制，導致亂長產生可怕的潰爛傷口變得少見許多，這是由於衛生福利部積極地推動乳癌篩檢，大多數的病人在第一、第二期便會被篩檢出來，經治療後的存活率也相對提高不少。現在的乳癌患者在一連串的治療結束後，多半會積極地面對自己，重拾往日生活，有的人甚至開始培養出運動的嗜好，讓自己的體況變得比以前更好。

力香姨第一次來治療室時，穿著一件寬大的長袖外套，眉頭糾結著，臉上帶著愁苦，氣色不是很好，那時的她剛在半年前結束一連串的化學治療和放射線治療，覺得終於結束一切難熬的事後，想鬆一口氣時，不料手臂竟然開始腫起來了。主治醫師告訴她：「這是淋巴水腫，需要復健。」

　　當時力香姨的手臂水腫的情形有些特別，倒是沒有腫得特別的大，但是按壓起來的感覺只有堅硬兩個字可以形容，手臂皮膚摸起來有些粗糙，整個胸口有接受放射線治療的區域，呈現如同打蠟般的光亮而且看不到毛細孔，表皮緊到無法用手指拉起，手臂的活動度很差，無法舉高、穿衣、洗澡，這些日常生活不便利的情形令她心情非常的沮喪。

　　幸好力香姨的心情雖然憂鬱，但在復健態度上卻很積極，合作度也相當的高，除了配合在治療室進行淋巴水腫的整合性消腫治療外，回家後按照囑咐努力的執行皮膚護理、壓力治療與運動治療，特別是運動治療這一項，力香姨簡直是我所有治療過眾多病人中的模範。

　　還記得在第一次治療時，我跟力香姨解釋運動對於治療淋巴水腫的重要性，並幫阿姨擬訂了適合的居家運動計畫，阿姨問我：「就這幾項運動就夠了嗎？」我笑笑說：「當然不是，這是適合目前您的狀況所設計的運動，等之後您的肩膀活動度改善了，瑜伽、太極拳、有氧、游泳……很多可以伸展上肢與胸口的運動

也都可以試試看！但做運動時一定要穿著壓力袖套才行！」當時的我，並不知道力香姨已經在當下就決定要去練習太極拳了。

　　直到過了半年，有次在治療時我發現阿姨肩關節的活動度好轉許多，我開心的對她說：「阿姨很不錯哦！手臂可以舉得比較高了，摸起來也比較沒那麼硬了。」她才很不好意思的跟我說：「我有去練太極拳。」

　　這實在令我太驚訝了！

　　因為以她手臂不管上舉或往外打開，都不會超過90度的狀況下，要練習太極拳或是瑜伽，都是太勉強了。我馬上又問：「難道您做的時候不會覺得很痛或不舒服嗎？」

　　阿姨想了想才說：「我剛練的時候，要站樁，站沒多久，就會站不住，每次都會到廁所吐到一把鼻涕一把眼淚。本來想放棄了，後來又想想這是為我自己，又不是為了別人，也不是考試或比賽，我應該可以做就做，不能做我就到旁邊休息，總有一天我跟上進度，會和大家站一樣久的時間。就這樣每天進步一點點，現在的我，已經比較能跟上大家的腳步了。」

　　對於力香姨的堅毅我真的是很敬佩，也因為她內心如此的堅強，除了克服病體的痛苦，更能走過之後生命驟失支柱的困境。力香姨的先生在阿姨繼續回到職場後，也就是她罹癌後的第二年，突然無預警地離開人世，留下阿姨獨自一人與三位仍在就學的子女。

　　那時我真的很擔心，治療時，力香姨常常是默默無語，有時還會暗自流淚。隨著時間流逝，慢慢地阿姨與我的對話又多了起來，話題包含她的生活、工作、三位子女的就學情況、太極拳的練習進度……終於阿姨走出了喪夫的陰霾，也比從前快樂許多。

　　力香姨告訴我：「因為罹患乳癌，我開始改變了我的生活習慣，包括飲食與運動。現在的我，盡量均衡飲食，奉行少鹽、少油、少糖，只吃食物的原形，很少加工品。每天我都會打拳，即便是下雨天，時間若是允許，我會打兩趟拳。最近每年的身體檢查，數字都非常的正常，比還沒得癌症之前還正常，體重也維持在標準，不會像以前怎麼吃都過胖。我也學會常常一個人和自己的身體對話，告訴身體：我會好好照顧它。因為罹癌，我學會了怎麼生活，怎麼照顧自己。」

　　在我離職時，力香姨的太極拳已經打得非常好，除了會去參與比賽，甚至可以帶領新進的學員，常常是班級裡負責帶操的領頭人物。阿姨讓我明白，罹患癌症病人正向且積極的生活態度，可以點亮自己原本晦暗的人生世界，變得更為寬廣。

未婚前的疑慮

　　台灣發生乳癌的高峰雖然在 45-69 歲之間，但是我也遇過年紀極輕未婚的病人。在臨床上我所治療過的病人，最年輕的是位研究所一年級的學生，24 歲左右。只要身為女人，對於少了一邊的乳房多少都會覺得身體變得不完整，何況是正當妙齡而且是愛美的年紀，自然對身體上的不完美更加在意，但重建乳房又害怕復發，常常這兩件事在心裡舉棋不定。

　　對於這麼年輕的病人，除了擔心病情復發外，應該就屬日後結婚生小孩這件事了。或許有人會說「有命活著」就好了，結不結婚，有沒有小孩都無所謂。但是命運總難預料，愛情隨時可能會發生，怎麼會知道未來什麼時候會結婚生子？其實這些事不必暗自放在心裡苦惱不已，都可以詢問醫師，便可以獲得解答。

　　舒心在被診斷出罹患乳癌的那一年，剛滿 28 歲，還沒結婚，個性害羞內向的她，出現在治療室時總是不多話。

　　由於乳房摘除手術後並沒有立即做乳房重建，但隱約中我可以感覺舒心對於手術後的自己有些自卑，常是穿著寬鬆的 T 恤、寬大的外套，做看不出曲線的打扮，走路的姿勢常是彎腰駝背，回話的聲音也總是小小聲。隨著化學治療與放射線治療的結束，再加上手臂的動作恢復越來越正常，距離回去上班的日子也越來越近時，舒心終於開始考慮乳房重建的問題。

　　某天，舒心在治療後遲疑很久，終於問出口：「不曉得我現在還可不可以做重建了？可是重建萬一又復發怎麼辦？有人說重建最好在當初和拿掉乳房時一併做才會漂亮，可是我都過了這麼久了，做重建會好看嗎？」

　　我安慰她：「其實目前研究顯示，乳房重建與癌症復發並沒有關聯，妳應該先問問主治醫師現在的情形是否適合進行重建，再尋找合適的整形外科醫師來看如何進行重建。當然切除手術後馬上做重建是最漂亮的，但是你後來再做也不一定會差到哪裡，我見過幾

位病人跟妳一樣過了很久才做，也很好看呀！」

「可是有人說重建完會很痛，痛到比拿掉乳房還痛，我會怕！」

我輕輕地拍拍她的手：「我不能騙妳，如果妳是採用自體移植手術的話，取皮瓣的位置確實會很痛，而這是目前最普遍常用的方法，因為日後的觸感也會比較真實。但還是有些是利用填充物，就像一般隆乳植入鹽水袋的方式。妳可以和妳的整形醫師詳細討論看看。」從那天起，舒心臉上的笑容開始多了起來，特別是和醫師一起決定重建手術日期的當天，我可以看出她內心非常的期待。

重建手術後過了半年，我在工作排程的板子上又看見了舒心的名字，但這一次卻在治療室裡找不到她，我只好出聲叫喚她的名字。

「我在這裡！」出現在我眼前的，是一位剪著俐落短髮、臉上有著稍為淡妝、穿著一件鵝黃色小包袖合身上衣、加上藍色牛仔短窄裙的美麗小姐。我非常的開心對她說：「妳變漂亮了哦！駝背的姿勢也改善許多！我都快認不出是妳了！」

　　舒心帶著靦腆的笑容點點頭，臉上可以看出對於自己身體重新完整美麗起來的自信光彩。

　　之後因為工作關係，舒心手臂出現輕微但不嚴重的淋巴水腫，偶爾她會在治療室出現。有次治療時她突然對我說：「醫師說我的雌激素一直降不太下來，這樣不太好是吧？」

　　「妳有吃抗荷爾蒙藥劑不是嗎？」

　　舒心有點憂鬱的點點頭：「但口服的似乎不夠用，醫師建議應該再加打針劑來控制才好。目前我的經期還有來，我怕以後沒有經期，不能懷孕生小孩。如果真是這樣，我就不想打了。」

　　我考慮了一下回答她：「乳癌治療後再度懷孕生子，國內外其實都有例子，先不要這麼擔心，妳可以問問醫師這個藥需要打多久？停藥後妳的經期會再來嗎？對於以後懷孕生孩子有影響嗎？說不定沒有妳想像的嚴重。」

　　幸好舒心再次詢問過醫師後，解除了心裡的負擔也接受了抗荷爾蒙針劑的施打，目前控制狀況相當的良好，對於未來也充滿希望的期待。

什麼人都有機會罹癌

　　其實，並非只有女性才會罹患乳癌，男人也會有，11 年的工作中，我就曾經遇見過 3 位男性病人。其中有一位公務員剛退休就確診，一輩子不煙不酒，極少外食應酬，身體檢查一向良好，每天早睡早起、規律運動、家庭幸福、子孫滿堂，對他和他的家人而言，罹癌簡直是不可思議！況且還是乳癌。

　　就我的臨床經驗看來，男性、女性，結婚、未婚，哺乳、不哺乳，有生產、沒生產，公務人員、勞工階級，知識分子、文盲，城市、鄉下，年輕、不年輕……似乎每個人都有罹患乳癌的可能。

　　癌症並不是現今的文明病，早在數千年前埃及與希臘的醫師便描述過這種病症的存在，而科學家在三千年前的人類遺骨和恐龍骨頭，也都曾發現癌症存在

的跡象。我想以目前我們壽命越活越久，生活充滿著
各式各樣的壓力、爆不完的食安問題、各種的汙染、
不良的生活習慣，其實每個人都有罹癌的機會，只是
機會大或是機會小，來得早或來得遲罷了。

　　以乳癌來說，依據產生的組織位置來分，類型就
有許多種，所使用的治療方法也不盡相同。這些年來
陪伴過這麼多癌症的病人，我真心的建議便是及早發
現及早治療，配合醫師的診斷用藥，完成治療；定期
追蹤檢查，狀況改變時記得要隨時跟醫師反應。

　　所有關於癌症及其副作用的治療，都不是無中生
有的處方，每一顆藥物、每一劑針劑、每一個處置的
背後，都是經過大量金錢的投入，多人經年的心血與
努力才得到的成果。目前實證醫學的趨勢，便是以流
行病學及統計學的方法，在世界性的各大醫學資料庫
中，經嚴謹地評讀並嚴格的分析，找出有效率、有效
果、且值得信賴的醫療方法，並加以應用於臨床工作，
讓病人得到最好照顧。

　　人體的結構非常的複雜，而所有癌症產生的原因
與生長情形，即使是目前全球頂尖的學者與醫療人員

都尚未了解得透徹，遑論是如你我這樣的一般人。或許有些人會說：「那是藥廠為了繼續賺錢，所以隱瞞了簡單卻有效的療法。」藥廠製藥當然是為了賺錢，抓緊了每個可能存在的癌症治癒方法，才能回收多年所投入的天價般無法想像的巨額研究成本。我想若真有治癒癌症的萬靈丹，藥廠絕對不會捨不得拿出來，因為這絕對絕對會在全世界大賺一筆，而且不論價格多昂貴，大家一定是爭先恐後、趨之若鶩。

「我聽說那個誰、誰、誰，沒有開刀、沒有化療，吃了 XXX 癌症就好了。」

對於類似這樣的話語，相信病人自己與所有醫療人員一定不陌生，每個生病的人，都希望可以藥到病除，也都期待著自己可以成為別人口述奇蹟故事中的主角，只是我們真的很難確定奇蹟故事裡的真實性與結果，若是有人因為進行民俗療法失敗而死亡，這些事也不會被報導出來，這些我們曾耳聞過的故事，從來就沒有清楚顯示從頭到尾的全貌樣子。

潘朵拉的盒子在釋出了一切災禍後，替人們保有了希望，我們因此希冀世間一定有辦法都能有效且無

痛苦的治療癌症，所以我們除了醫院裡的常規治療外，
會尋找民俗療法、自然療法、飲食療法等各式各樣的
抗癌方法，或許這些方法可能並非全然無效，只是目
前尚無法經由科學方法反覆驗證被證實，但在這些年
陪伴過這麼多病人後，我只能說：「小心！每一個傳說
中的治癌藥方！」

第五章

協助末期病人

「癌末」並不等於「臨終」

　　聽見「癌末」這兩個字，大多數人腦海裡應該會浮現一個影像，病人神智昏聵地躺在病床上，羸弱的病體也許布滿了各式的管子，生命徵象監測器上靜靜地顯示單調的波形及數字，蒼白的病房裡充斥著規律的嗶嗶聲及呼呼地氣壓聲，彷彿癌末病人就只剩躺在床上這件事了。其實在台灣醫學發達，而且有全民健保的現在，「癌末」並不等於「臨終」，更不等於「等待死亡」。

　　癌末病人指的是一般被診斷為癌症第四期，有遠端轉移的病人，臨床上第四期的病人好好地配合醫師

的醫療照護計畫下，很多都還是處在日常生活功能可以完全獨立或是部分獨立的情況下生活一陣子，很多人還是會照常上班、照樣操持家務，有的人也會出國旅行，有人甚至在平和的情況下維持數年。即便是最終需要進入到安寧照護的病人，也是有人在安寧緩和病房和住家兩者之間來來去去。

　　因為可以預期治療對象的身體狀況，會隨著時日過去而逐漸走下坡，日常生活上的種種不便性也會隨著漸漸產生，病人心裡會因此覺得自己一無是處，親屬則會產生照顧上的無力感。物理治療師在病人的這個階段可以做的事，便是以病人及家屬合理期望、真實的疾病進程、及病人的體能生理狀況，針對其日常功能來做和緩的訓練，以期讓病人與家屬可以有較好的生活品質，維持病人自我的尊嚴。

　　因為柳營奇美醫院裡癌症的病人為數眾多，對於癌症照護上，從很早的手術前的衛教便有物理治療的介入，自然在最後的安寧療護這一塊，物理治療師也是積極參與，醫院裡的血液腫瘤科醫師會視病人狀況

與需要，常態性地照會復健科。

乳癌末期可能發生的遠端轉移

末期的病人常常會有遠端轉移的現象，這些跑出來的癌細胞或多或少隨著侵襲的人體的位置，開始影響病人的狀況表現，包括視力、動作、認知等方面，所以在擬訂物理治療計畫之前，物理治療師除了進行基本的物理治療評估以外，對於病人的病史與病程也需要仔細了解，必要時也隨時需要和負責照護的護理人員和主治醫師相互討論。

現在各家醫院大多已採行病歷電子化，所以在接到照會後的第一次訪視病人前，我會習慣仔細查閱電子病歷，包括歷年來就醫的醫師診斷、醫囑、護理紀錄和各項檢查結果，除了可詳細知道病人何時罹癌？曾經經過何種治療？何時被發現有遠端轉移？何處是遠端轉移的部位？目前轉移的狀況？目前採行的臨床治療為何？病人目前狀態如何？是否還有意識及活動能力？

臨床上，我曾遇過乳癌末期的病人可能會有對側

乳房轉移、骨轉移如脊椎或骨盆等、內臟轉移如肝臟、肺臟、腦部轉移，每個病例或許有著相類似的病痛，但又是不盡相同獨特的地方。以下列出幾項容易出現癌細胞轉移的位置，和可能伴隨出現的症狀。

骨頭轉移

症狀可能為骨骼疼痛、病理性骨折、脊椎壓迫、高血鈣。

肝臟轉移

症狀可能為體重減輕、黃疸、腹水、肝腫大、右上腹脹痛。

肺臟轉移

症狀可能為體重減輕、乾咳、胸悶、胸痛、呼吸困難。

腦部轉移

症狀可能為頭暈或頭痛、噁心或嘔吐、肢體肌力

減少、平衡感變差、視力改變、記憶力變差甚至神智
不清、語言或吞嚥出現障礙、癲癇。

物理治療的幫助

在物理治療室裡，常見需要幫忙的症狀多是脊椎
壓迫導致下半身無力，病人可能會無法行走；可能伴
隨著病理性骨折與骨骼疼痛；或是肌力降低或平衡感
變差導致步態不穩而容易跌倒；或是全身性的體力下
降導致日常功能逐漸受限，譬如無法自己上下床、無
法自己洗澡；或是淋巴水腫等等。

物理治療的內容主要是訓練病人的動作表現，依
據我們的專業養成訓練，所有治療計畫會依癌症病人
的活動性、協調性、平衡感、柔軟性、耐受度和症狀
緩解來考量擬訂，而且循序漸進來訓練，也會隨時依
病人狀態好壞來調整治療計畫。

注意病人是否有骨頭轉移

臨床上我們會特別注意病人是否有骨頭轉移的情
形，對於物理治療師而言，有時候有些病人若是因為

嚴重骨轉移，並且已經呈現多處骨折的情形時，都會令我們聞之卻步，進而暫緩進行一切臨床行為。所以對於已經出現骨轉移的病人，一定需要仔細察看醫院的電子影像系統，詳查 X 光、電腦斷層、核磁共振等資料，這些影像資料可以明白清楚呈現目前病人骨頭已經被蝕骨細胞吃掉了多少，可以預先將所有物理治療行為，包括評估的動作，以保守為前提，將風險降至最低。

這一類的病人有可能即使只做個簡單的關節活動度測試，都有可能造成病理性骨折，臨床上類似這樣的例子很常發生。病人及家屬如能諒解就屬萬幸，但萬一不能體諒，就只能上法院，所以醫療人員在臨床奉獻心力之餘，更需要保護自己。

曾經有遇過一位腰椎及大腿骨已經被癌細胞吃掉需要絕對臥床的病人，因年事已高而且記憶力混亂，每次我在病房詢問他左腳斷掉的原因，他一下說自己在家跌倒的，等會又說是在治療室騎腳踏車斷掉的，每一次的回答都不一樣，加上從沒有見過陪伴的家屬或看護，我們心裡都很擔心會遭人誤解而引發醫療糾

紛。

　　因骨轉移產生脊椎壓迫，是治療室很常見的問題。這類病人輕則雙腳力氣不夠，重則下半身完全癱瘓。第一次訪視病人進行基本的物理治療評估時，若已經知道病人有脊椎壓迫問題，我通常會詢問病人：「是否有穿著背架？是哪一種背架？」

　　為什麼提到背架？背架的作用在於避免脊椎過度的活動造成更嚴重的傷害，提供脊椎適當的支撐力並分攤脊椎的承受力，藉以減輕脊椎與背部組織壓力，因此背架提供了病人在運動時的脊椎保護，避免二次傷害。

　　一般建議是以金屬或塑膠所製成的硬背架為佳，軟背架所提供的支撐性與保護性並不夠，只適用於輕微脊椎壓迫的病人。若是沒有軟硬背架，即使醫師特別叮囑一定要讓病人下床活動，老實說，我會傾向將病人留在床上，盡量不讓他起身，只是躺在床上進行簡單的床邊運動，為的是保護病人也保護自己。

　　有背架的情況下就好多了，病人穿著背架便可以進行多樣的訓練運動，不再只是侷限於病床上。將病

人背架穿戴好後，體況允許下，盡量讓病人起身坐到床邊，下肢肌力如果許可，就要試試是否可以站立起來。病人如果狀況不錯可以自己站立起來，治療計畫中一般會試著以散步、踏步機、運動腳踏車、跑步機等較高階的運動來幫忙維持肌耐力與體力。

走路訓練

　　若是病人暫時雙腳的力氣無法負荷站立，便會以床上訓練為主，等日後肌力的情況有好轉時，才會進行走路訓練。一般家屬與病人本身對於走路這項功能都會很心急，特別是病人無法行走時。治療室裡有時會因為要不要讓病人走而產生爭執，但對治療師而言，我們會希望病人至少是可以在使用適當的輔具。例如助行器或枴杖，達成自己行走的目標，讓走路這件事對病人而言是有功能性的，而不是只讓旁人將病人拖著走，這樣的走路沒有意義。

為了達成「能走路」的目標，治療師會進行一些基礎肌力訓練來強化肌力，做好一切走路所需要的準備。若在這個時候強行拖著病人走，不但累了旁人也累了病人自己，所以不管是什麼樣的病人，走路這件事真的不急於一時。

傾斜床的使用

　　若是病人連翻身坐起都有困難時，這表示病人有可能一整天幾乎都平躺在床上，並沒有什麼機會將身體直立起來，這類病人的治療計畫，我會使用傾斜床（tilting table）讓病人有直立起來的機會，即使傾斜床並不能使病人下肢肌力變強，但可以讓病人避免因躺太久而導致姿勢性低血壓；同時讓雙腳有「承重」的感覺，也提供病人除了病房天花板以外的水平周遭視野。至於對一些上肢活動力還可以的病人，我們希望他能在立姿下，利用工具來做些簡單的手臂運動，例如雙手舉高或是擴胸運動等。

「你們復健科不是有一種站立床？我要用那個站就好了，其他的都沒有用。」有些病人與家屬常常對傾斜床有著不切實際的幻想，以為站久了就可以走路了，所以常常會吵著只要站傾斜床就好，殊不知站在上面越久，其實走路的機會越渺茫，還不如多做一些下肢肌力的訓練來得有幫助。

病人若是無骨轉移的問題，則可以依實際情況設計肌力訓練、平衡協調訓練、行走訓練、步態訓練等等，但需注意疲勞問題。癌末病人因為體力下降，進行運動治療時很容易出現疲勞感，所以運動的量與次數都必須小心斟酌。我喜歡採行少量且常常間隔休息的方式來進行治療，讓病人不致視運動為畏途，甚至會期待著來到物理治療室一邊運動一邊可與其他病人進行談話聊天等社交行為。

每次病人來到治療室時，我都會先說明今天要做哪些運動？做幾回？病人如果事先了解自己今天所要完成的活動內容，多半就比較不會擔心自己恐怕無法完成，運動的意願也會比較高。運動中途，如果病人覺得體力不堪負荷，會立刻停止；並讓他們馬上回病

房休息。一般治療師會視體力狀況增加運動量，也會
詢問病人運動的意願，畢竟身體狀況病人自己清楚，
我們此時治療對象是癌末病人，並不是位運動選手，
太過勉強的訓練活動，不見得對病人或對物理治療師
有好處。

呼吸訓練

對於有呼吸困難的病人，物理治療則可以提供呼
吸訓練、咳嗽訓練、放鬆訓練及姿勢衛教。病人常因
呼吸困難或是體力不佳，不容易將痰咳出來，這反而
很容易引起肺炎。這類病人呼吸短促，容易使胸部附
近負責呼吸的肌肉因為過度使用，使得呼吸肌變得緊
繃無法放鬆，惡性循環會使病人越來越喘，所以適當
的放鬆對於呼吸是有幫忙的。治療師會教導照護者良
好擺放病人的姿勢，使病人容易呼吸和咳痰。進行這
些訓練時，要小心病人可能有癌細胞肋骨轉移情形，
這可能會產生肋骨骨折，也會增加訓練的風險，所以
一切治療內容都要小心為上。

癲癇

　　癲癇是另一個在治療室裡進行運動治療時所需要注意的問題，有腦轉移的病人都有可能會發生癲癇。治療室曾有家屬質疑過治療師：「病人之前從來沒有發生過癲癇，為什麼做運動時就發生了？」雖然病人發作之後的狀態和發作之前並沒有什麼改變，醫師也對家屬說明了癲癇的不可預測，但我們同事還是因此被找了許久的麻煩，甚至連在上班時也會受到騷擾。有腦部轉移或是腦部受傷的病人，癲癇沒有發生並不代表永遠不會發生，只要有發作，不管大小，一定要立刻中止運動，讓病人躺下休息，等癲癇停止後讓病人馬上回病房，記得要通知病房負責照護的護理師。

以「經皮神經電刺激器」來止痛

　　對於病人的疼痛除了醫師給予止痛劑外，物理治療常會以經皮神經電刺激器（TENS — transcutaneous electric nerve stimulation）來止痛並減低周圍組織的緊張度，藉以降低疼痛感。

　　若病人在使用儀器中有出現任何不適的情形，務必要立即停止治療。但常常癌末的病人對於電刺激的感覺是比較遲鈍的，常常會要求治療師將電量盡量的開大一點，還會一直抱怨：「怎麼沒什麼感覺？」對於這樣的病人，治療師還是把儀器調在安全範圍，並對病人說明電量太大，可能會造成皮膚電傷或是微小神經損害，雖然經皮神經電刺激器是很安全的儀器，但我們還是需要拿出物理治療師的專業，安全的執行業務才行。

改善水腫

　　也可能是末期病人會產生的問題，大部分是體內電解質不平衡所引起，病人有可能會全身性水腫，這個階段的水腫不盡然全是淋巴水腫，有時給予利尿劑或補充白蛋白（albumin）後，水腫便會獲得改善。

　　醫院裡常常一看到水腫就想到復健科，但是徒手淋巴引流術對於非淋巴水腫的功效，其實真的幫助不大！家屬和照顧者可使用乳液，以緩和輕柔的按摩手法，使病人心裡獲得慰藉與減輕不舒適感，這樣的一

般按摩，真的可以不需要物理治療師來進行，親屬的
愛與陪伴才會是病人最大的安慰。

被動關節運動

　　若病人體力真的衰弱到只能臥床休息，施行和緩
的被動關節運動可以維持病人良好的關節活動度，以
便讓照顧者便於照顧。被動的關節運動最好應該要每
天經常性的做，負責照顧的人應該都要學會，若是只
等著治療師來才做的話，維持關節活動度的效果其實
也不大。

　　接下來的運動，每一個動作緩慢重複 10 次，每天
進行 3-4 回。

手肘伸直、手臂上舉

(1) 一手抓住病人手腕，一手托住病人手肘，慢
慢將手臂往上帶，當病人手臂往上達到 90 度
時，將手心轉向內。

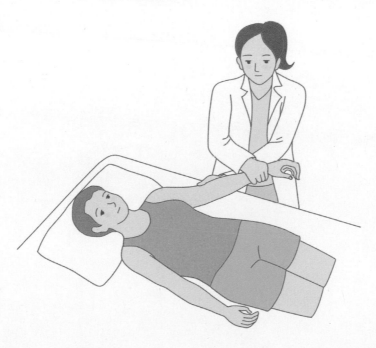

⑵ 直到手臂可以靠近枕頭；每個動作緩慢重複
　　10 次，每天進行 3-4 回。

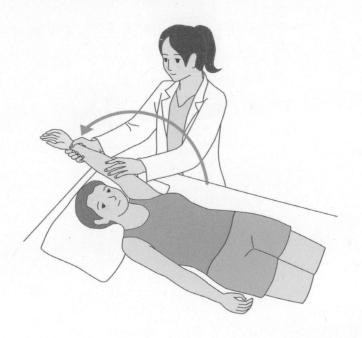

手肘伸直、手臂向外展開

一手握住病人的手，一手托住手肘，將病人手臂往外打開到 90 度時手心轉向內，保持手肘伸直，到手臂可以貼到耳朵。

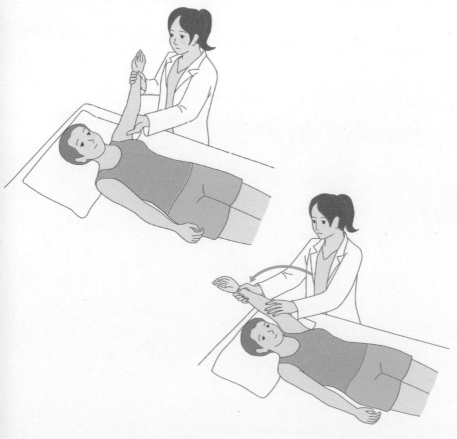

手臂水平開合

一手握住病人手腕，一手托住手肘，將手臂橫過胸口，帶往另一側肩膀的方向。

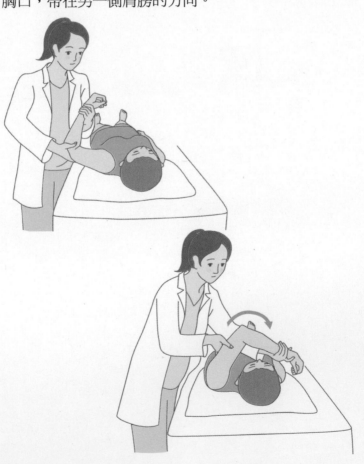

手肘彎曲、前臂旋內，手肘伸直、前臂旋外

　　手握住病人的手，一手托住手肘，將手肘盡量彎曲並手心轉向內，然後手肘伸直並且手心轉向外。

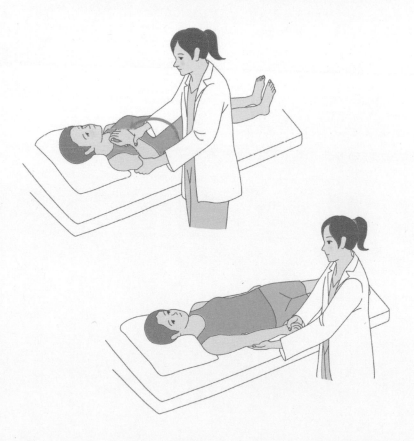

手腕繞圈

一手握住病人手腕，一手握住病人的手，先依順時針方向轉圈，然後反方向進行。

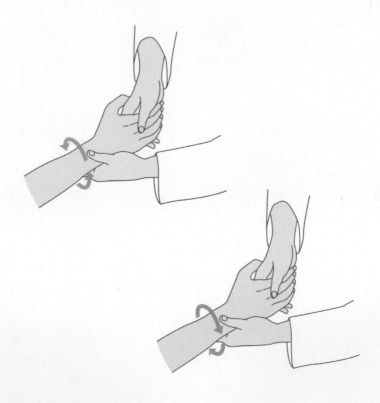

握拳、手腕內側彎曲，手指伸直張開、手腕外展

　　一手握住病人前臂，一手放在病人手部，帶著做握拳並且手腕向內彎曲，再將手掌手指盡量打開，手腕向上彎曲。

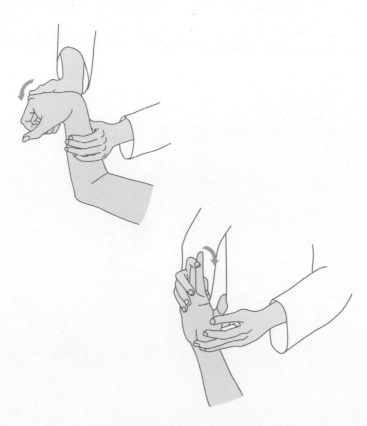

大腿、膝蓋彎曲、伸直

　　一手握住病人腳踝，一手放在膝蓋上，將大腿、膝蓋彎曲，盡量靠近身體，然後伸直。

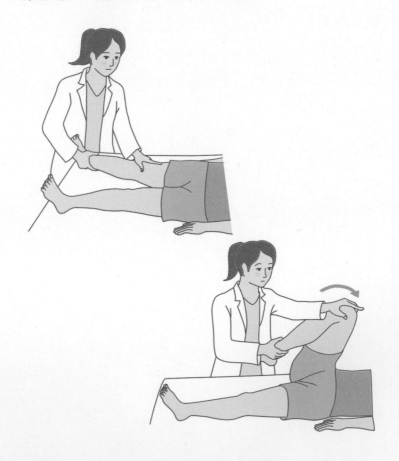

大腿外開、內合

(1) 一手放在病人腳踝，一手放在膝蓋，將病人膝蓋彎曲，腳掌平放在床上。

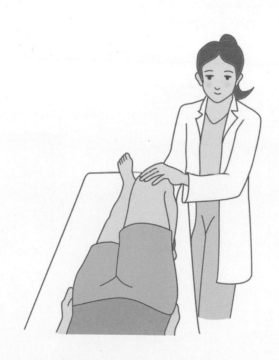

(2) 慢慢地將大腿往外打開，再向內合起。

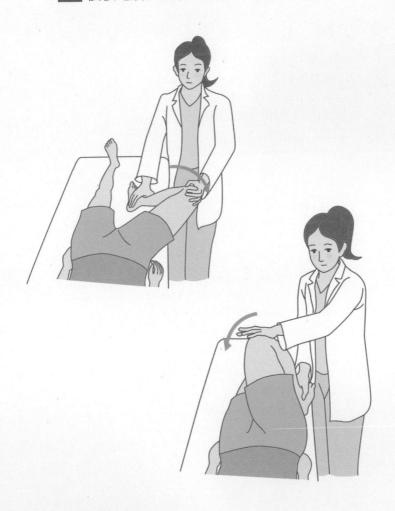

腳踝繞圈

　　雙手握住病人腳掌，依順時針方向繞圈，再反方向繞圈。

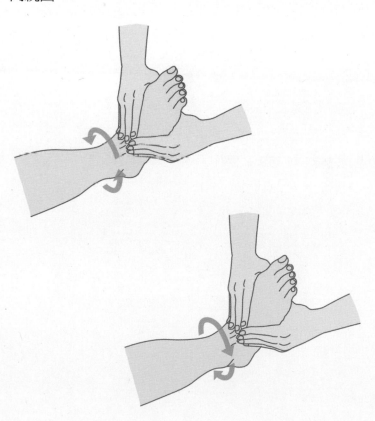

後腳跟拉筋

一手握住病人後腳跟，一手固定住膝蓋上方，將病人腳掌放在治療師的前臂上，再將腳掌往內側壓。

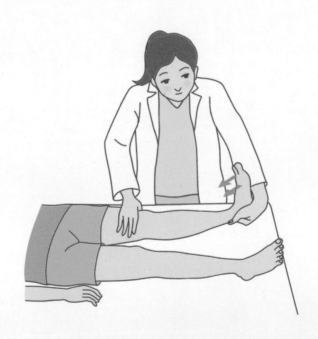

不尋常反應病歷務必要記載

臨床醫護人員每天面對的病人很多，每個治療時段都是滿載，有時連喝水上廁所的時間都沒有，難免會忽略些事情，比如像是病歷記載。病歷記載看似有些麻煩，但卻是在有醫療糾紛時對治療師最好的保障，也是讓需要代班的治療師了解病人目前的狀態，以及正在進行的治療。

除了按時的評估以外，病人對於治療計畫有任何不尋常的反應，都需記錄下來，包括當時所做的運動治療項目或使用的儀器種類、病人反應的症狀譬如頭暈、冒冷汗、疼痛等；病人的生命徵象如血壓、血氧、脈搏、體溫等，並務必通知病房裡負責照護的護理師。

使用儀器時如果有使用特殊模式、頻率或強度，也要明白記載下來。治療計畫有更動或是運動處方有特別的設計，也應盡量留下紀錄。在醫療糾紛頻傳的今天，除了治療病人外，每天需要將病人狀況加以記錄、討論，這是醫院裡連治療時間都在縮短的目前，大家都很缺乏的認知。

病人的活動與恢復
不能只靠治療師

　　病人活動狀況的維持與恢復，並不是只單單靠著治療師就可以完成；所有的物理治療計畫，最重要的一件事是──需要病人本身與照顧者的配合。

　　物理治療師負責擬訂、修改整個療程計畫，指導如何進行運動後，病人及家屬應該在非治療時間依照物理治療計畫，自行進行簡單且合適體況的運動。如果病人只在治療時間做運動，其餘時間都躺著不動，以我們醫院裡最長的復健時段就是 30 分鐘有治療師陪伴，若病人不願自己多運動，其實也是助益不大。

　　物理治療中，除了被動關節運動在病人意識不清楚下仍然可以施作以外，其他的物理治療操作行為都需要病人在有意識的情況下才能施行。一般人多不懂什麼情況下是無法進行物理治療，即使是專業人員也可能常搞不清楚。

　　曾經在病房遇過一位護理師，請我幫一位昏迷不醒的阿婆做咳痰訓練，當我跟她說：「沒辦法，可能還是需要抽痰。」她還很不以為然的說：「阿婆的痰很多耶！」我只好跟她仔細說明為什麼不能進行訓練的原因。

　　請不要常在病人昏迷不醒、絕對臥床時，要求物理治療師進行咳痰訓練，或是以為趕緊進行訓練，便可避免肌肉萎縮，這是不可能的。這當然也包含醫療儀器的使用，因為意識不清的病人，對於物理治療儀器無法有正確立即的反應，為了安全起見，還是不應該使用。

幫病人選用合適的輔具

當癌末病人出現行動不便情形時，物理治療師另一個可以幫忙之處，是選擇合適的輔具。還具有行走能力，但需要輔助或是為了安全性，可以考量單支枴、四腳枴或助行器。一般來說，助行器是安全性比較高的行動輔具。隨後一定要幫病人將枴杖與四腳枴調整至合適的高度，若是高度不合適，會影響病人走路的姿勢和步態，反而危險。

指導病人如何正確使用輔具

譬如平地行走或上下樓梯，沒有練習過的病人通常都會走不好，反而容易跌倒。輪椅對於無法行走或是體力不良的癌末病人就很重要了，視情況可以使用一般輪椅或是特殊輪椅，讓病人不用只侷限於病房內生活，得以外出看看外面世界，舒展心情。

坐在輪椅上的姿勢要注意，常常見到病人歪躺在輪椅上，看起來就一副快滑下來的樣子，有的是讓手臂在輪子旁邊摩擦、或是腳在地上拖，這樣除了使病人身體骨骼變形外，也容易產生不必要的傷口。

　　病人坐在輪椅上一定要把屁股坐到座位的底部，讓背部呈現直立，手臂可以靠在扶手上，雙腳要能平放在輪椅的腳踏板上，這樣才是正確的坐姿。

　　若是體重已瘦到皮包骨或已無法自行翻身等會有高風險產生褥瘡的病人，氣墊床便是必需要的輔具。

正確的輪椅坐姿

屁股要坐到底,背部直立,手臂平放扶手,雙腳平放踏板。

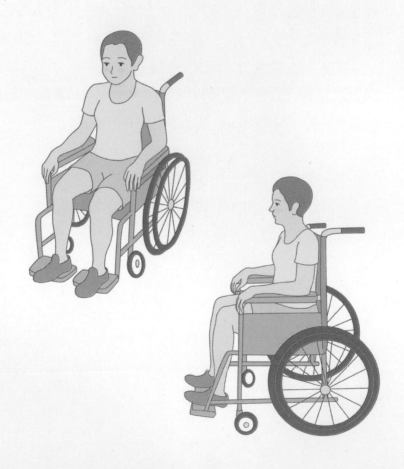

錯誤的輪椅坐姿

屁股沒有坐到底，身體呈現歪斜或是駝背，手臂掉在扶手外，腳掌沒有放在踏板上。

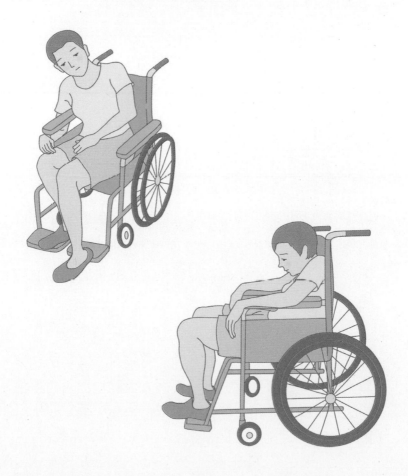

給家屬與照顧者的建議

「每天搬上搬下，搬病人搬到腰好痛。」

「病人好重，都拉不動！」

「她整個身體都硬邦邦的，沒法給穿衣服了啦！」

　　對於負責照顧病人的家屬或看護，物理治療師可以指導他們幫病人移位與轉位的技巧。照顧者主要協助病人由床上坐起、起身站立、自床鋪移位至輪椅、洗澡、上廁所等等所有在日常生活上病人有困難自理的地方。

　　不當的移轉位方法，容易造成照顧者手臂拉傷、下背扭傷等工作傷害，治療師的教導可幫忙正確且省力的移轉位技巧外，也可以視病人實際情況，建議相關的移位輔具，如移位腰帶、移位滑墊、轉位盤、移位機等等。對於需要長期臥床的病人，治療師可以指

導照護者正確的床上擺位，以減少病人褥瘡發生的機
會，避免產生不正常張力，導致病人身體容易僵硬。

如何將病人移位至輪椅

不管是由床上移位至輪椅，還是由輪椅移位到一
般椅子，將輪椅放在與病床（椅子）呈現 45 度的角度，
記得一定要將輪椅煞車，以確保安全，若腳踏板可以
移開也要移開才好。

(1) 治療師手
臂穿過病
人的腋下，
將病人重
心移往前。

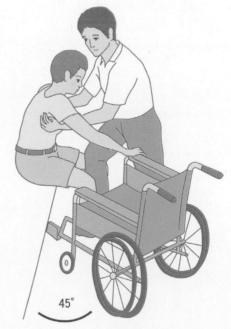

⑵病人若有穿戴皮帶（移位腰帶）則可以拉住
皮帶施力，或整個環抱病人，盡量抱靠近自
己，千萬不要只拉住尿布，非常危險。

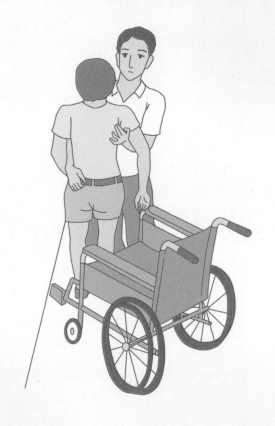

(3) 治療師一隻腳可放在病人兩腳中間，避免病人雙腳交叉不利於移位。然後身體旋轉將病人移往輪椅，再幫病人把坐姿調整正確。

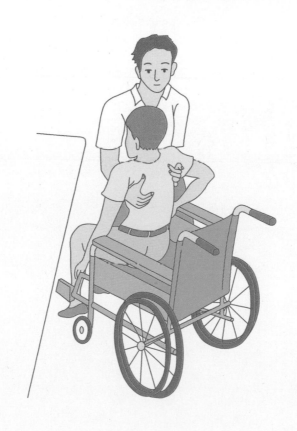

正確的床上擺位

(1) 病人仰躺時，兩側手臂自肩膀、手掌都要墊
著，自大腿下方至腳踝處也都要墊著。

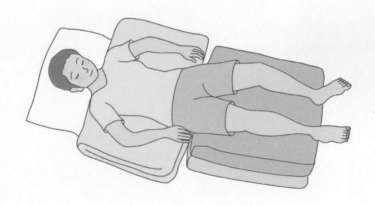

(2) 病人側躺時，要先將病人翻身成完全側躺，
　　此時病人上半身會呈現往前 45 度，兩手臂中
　　間需放置枕頭，大腿到腳踝也都需要墊著。

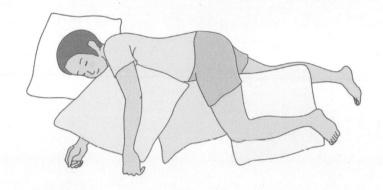

　　正確的床上擺位，需要枕頭與棉被來輔助擺位，
盡量不要鏤空。重要提醒：即使有正確的擺位，也需
要將病人經常性翻身，才能有效的避免褥瘡。

抗癌路上別忘了物理治療

規律與適當運動
可增加罹癌後的存活率

　　剛成為物理治療師時所治療的對象多半以中風、
骨科的病人為主，但在柳營奇美工作的這些年，治療
癌症病患卻占了我每天治療排程的四分之三，這是一
段非常寶貴的經歷，不管是對我的專業養成，抑或是
生活的體認。

　　雖然有些人已經離開我們，但更值得高興的是，
周圍仍有許多病人在目前完善進步的醫療照護下，平
安順利如常地生活著。每次見到多年的病友們仍是充
滿活力地穿梭在醫院裡，或是快樂活躍地私下聚會，
覺得能以自身微薄之力陪伴他們，心裡便有著無限歡
喜。

　　病體的恢復除了藥物、食物外，更需要樂觀的態

度與適當的運動。已經有許多研究顯示出規律且適當的運動可以減緩癌症治療前後的疲勞、增進生活的舒適與品質、減輕心裡的壓力與憂鬱，並增加罹癌後的存活率。

　　書裡所提到的相關物理治療運動，每位閱讀此書的人，當然可以依此按圖索驥去練習，但我還是建議，有出現任何運動上問題時，還是經由物理治療師親自評估過後，並且親自指導正確的運動方法，才能真正避免二次傷害。畢竟，依樣畫葫蘆，總是不得法，魔鬼總還是藏在細節裡。

　　物理治療可以幫忙減緩癌症治療所帶來的不舒適性，並改善日常活動的不便利性，幫忙病人盡可能找回生活中獨立自主的自信。目前依衛福部規定，所有醫療人員每年都需要不斷地接受一定學分數的專業繼續教育，所以每位專業的物理治療師，對於運動治療或許會有其獨特且不同的見解，但出發點一定是為了讓病人更加進步所設計出來的，說不定比起我在書裡所使用的方法更容易、更輕鬆、更有效果。

　　這本書裡一些對於癌症治療的看法，或許與普羅大眾所聽聞的治療觀念不太相同，但卻是我自己這幾年從事臨床工作與病人相伴所得來的感想，我希望每個人讀到此書時，在面對漫長且艱辛的抗癌路，都能多方考慮一下，不要只是因為畏懼藥物、手術，所帶來的痛苦，而選擇了放棄治療的契機。

　　每位臨床的醫療人員，都真心希望病人能早日康復，即使力有未逮，也值得所有人以禮相待。醫療照護本就是件風險很高，責任重大，也並非人人做得到的事，如果你我認為自己的生命具有非常價值，甚至無價，那真的要請大家共同珍惜台灣醫療的方便與進步的現在！

國家圖書館出版品預行編目(CIP)資料

乳癌術後的物理治療 / 葉瑞珠作. -- 初版. -- 臺北
市：大塊文化, 2017.02
　面；　公分. -- (Care ; 48)
ISBN 978-986-213-768-0(平裝)

1.乳癌 2.物理治療

415.2352　　　　　　　　105024210

CARE
Good Care ,
Good Living

CARE

Good Care ,
Good Living